Gildas WOUNOUNOU KOUNAKINA

Guia clínico e terapêutico da doença falciforme

Gildas WOUNOUNOU KOUNAKINA

Guia clínico e terapêutico da doença falciforme

Doença falciforme - complicações - relações com outras doenças

ScienciaScripts

Imprint

Any brand names and product names mentioned in this book are subject to trademark, brand or patent protection and are trademarks or registered trademarks of their respective holders. The use of brand names, product names, common names, trade names, product descriptions etc. even without a particular marking in this work is in no way to be construed to mean that such names may be regarded as unrestricted in respect of trademark and brand protection legislation and could thus be used by anyone.

Cover image: www.ingimage.com

This book is a translation from the original published under ISBN 978-620-6-72214-4.

Publisher:
Sciencia Scripts
is a trademark of
Dodo Books Indian Ocean Ltd. and OmniScriptum S.R.L publishing group

120 High Road, East Finchley, London, N2 9ED, United Kingdom
Str. Armeneasca 28/1, office 1, Chisinau MD-2012, Republic of Moldova, Europe
Printed at: see last page
ISBN: 978-620-8-19384-3

Conteúdo

*   **Jean Joseph NDUNDU**: programa de fístula/SOLFA e chefe do serviço de ginecologia do Hôpital Saint Luc em Kisantu

AGRADECIMENTOS

Os nossos agradecimentos vão para as seguintes pessoas: Nicha MATONDO MBENDO, Me Urbain BABONGENO, Dr.MPUTU, dejha MANZENGITA, Dr.clovis MWAMBA, Dr. Didier KALUMWA pelos seus conselhos motivadores e encorajadores, às crianças com doença falciforme e aos seus pais que aceitaram colaborar connosco na redação deste livro, permitindo-nos compreender em profundidade os seus problemas, tanto físicos como mentais (a sua vida em sociedade).

Este livro é dedicado a todas as pessoas com doença falciforme e aos seus pais, aos profissionais de saúde que são apaixonados por cuidar de pessoas com doença falciforme e, em particular, a Messie WOUNOUNOU, Alvin WOUNOUNOU e Josiah WOUNOUNOU.

Este guia clínico e terapêutico destina-se aos profissionais de saúde envolvidos em cuidados curativos em dispensários e hospitais de primeiro nível.

Tentámos responder da forma mais simples possível às questões e aos problemas dos profissionais de saúde, com soluções práticas que combinam a experiência adquirida no terreno pelas equipas médicas das diferentes unidades de saúde e da Fundação Docteur WOUNOUNOU, das ASBL (associações sem fins lucrativos) encarregadas dos doentes com anemia falciforme, com as recomendações de organismos de referência como a Organização Mundial de Saúde (OMS) e de publicações especializadas na matéria.

Esta edição aborda os aspectos preventivos e curativos dos principais problemas com que se deparam os doentes falciformes no terreno (a sua vida em sociedade, as crises agudas e crónicas, as complicações associadas à doença). A lista é incompleta, mas cobre as necessidades essenciais.

Este guia deve ser utilizado não só em programas apoiados por ASBLs que prestam cuidados a doentes com anemia falciforme, mas também na maioria das unidades de saúde para reforçar a capacidade do pessoal de enfermagem nos cuidados a doentes com anemia falciforme, de modo a que a anemia falciforme seja tratada da mesma forma que outras doenças, em vez de ser tratada como uma doença extrema.

Este guia foi elaborado coletivamente por profissionais de saúde multidisciplinares, todos eles com experiência de trabalho no terreno.

Apesar do cuidado posto na sua produção, é possível que se tenham introduzido erros no texto. Os autores agradecem aos utilizadores que assinalem esses erros. Em caso de dúvida, é da responsabilidade do prescritor assegurar-se de que as dosagens indicadas neste guia estão em conformidade com as especificações dos fabricantes.

Para garantir que este guia evolui de acordo com as realidades do sector, agradecemos todos os comentários ou sugestões que nos queiram enviar.

Agradecemos quaisquer comentários ou sugestões dos nossos colegas, bem como quaisquer sugestões ou aditamentos dos prestadores de cuidados de saúde que lidam com a anemia falciforme.

/Apesar do cuidado posto na sua produção, é possível que se tenham introduzido erros no texto, pelo que agradecemos que os utilizadores os assinalem.

>Os utilizadores deste livro são convidados a enviar-nos os seus comentários e críticas, para que possamos assegurar que esta obra evolui da forma mais

adequada às realidades do campo e aos diferentes ambientes com os seus diferentes vocabulários.

As observações devem ser dirigidas a :

Doutor Gildas WOUNOUNOU KOUNAKINA

Tel: +243897391610

+243815124896

+243971629877

E.mail : gildaswood@gmail.com

Gildas Octave K. Wounounou

O objetivo deste guia é melhorar os conhecimentos dos profissionais de saúde, dos doentes com doença falciforme e dos seus pais sobre as medidas preventivas e curativas da doença falciforme, com vista a melhorar a sobrevivência e a qualidade de vida dos **doentes com doença falciforme**.

De facto, quanto mais os doentes com células falciformes ou os seus pais souberem sobre a doença, melhor a poderão gerir. Quanto mais certas crises e complicações puderem ser evitadas, maior será a esperança de vida do doente falciforme e a taxa de mortalidade devido a crises agudas e mesmo a complicações infecciosas poderá ser significativamente reduzida.

Gostaríamos que a anemia falciforme fizesse parte dos cuidados integrados, de modo a que qualquer prestador de serviços seja capaz de gerir um doente com anemia falciforme e que qualquer pai seja capaz de prevenir e gerir pequenas crises.

1.1. Definição de doença falciforme :

Doença hereditária autossómica recessiva devida à substituição da glutamina pela valina na cadeia beta da hemoglobina no cromossoma 11.

Caracterizado por:

* Anemia hemolítica
* Crises dolorosas repetitivas
* Infecções recorrentes

A anemia falciforme, também conhecida como doença falciforme, hemoglobinose S e anteriormente doença falciforme, é uma doença genética resultante de uma mutação num dos genes que codificam a hemoglobina. É a doença genética mais comum no mundo, com mais de 300.000 nascimentos homozigóticos afectados por ano.

A anemia falciforme é uma doença autossómica recessiva. Isto significa que apenas os homozigotos portadores de dois alelos mutados são afectados pela doença. Os heterozigotos são portadores de um único alelo S mutado: a doença não se manifesta, ou manifesta-se apenas de forma limitada, e diz-se que estas pessoas têm traço falciforme ou são portadores saudáveis.

* A doença falciforme é herdada de forma autossómica "codominante".

* Para o clínico, parece recessivo porque os sintomas graves só ocorrem nos homozigotos, mas para o bioquímico, é dominante porque a hemoglobina S está presente tanto nos heterozigotos como nos homozigotos, em níveis diferentes. Esta situação é conhecida como biologicamente dominante mas clinicamente recessiva.

Quase dois terços dos casos de anemia falciforme encontram-se na África subsariana. A doença é também bastante frequente em certas regiões da Índia e da Península Arábica, bem como em populações de origem africana espalhadas pelo mundo. Nos indivíduos homozigóticos, a doença pode manifestar-se a partir dos 5 a 6 meses de idade, provocando um atraso no desenvolvimento da criança. É suscetível de induzir três categorias principais de manifestações clínicas, que podem variar muito de caso para caso: anemia hemolítica crónica com episódios de agravamento; iiguc , predisposição para infecções bacterianas e crises vaso-oclusivas. 'Um ataque agudo pode ser desencadeado por uma mudança de temperatura, stress, desidratação ou altitude elevada. O diagnóstico é efectuado através de uma análise ao sangue.

O tratamento da anemia falciforme consiste, nomeadamente, na prevenção das infecções com vacinas e antibióticos, na hidratação do organismo, no tratamento das dores provocadas pelas crises e até na toma de um suplemento de vitamina B9 (ácido fólico). Pode também ser necessária uma transfusão de sangue ou a administração de hidroxiureia (hidroxicarbamida). A esperança média de vida destes doentes nos países desenvolvidos situa-se entre os 40 e os 60 anos.

A anemia falciforme é uma doença genética em que ambos os pais são geralmente portadores saudáveis (transmissores não doentes) de uma anomalia (mutação) na hemoglobina, conhecida como hemoglobina S (a hemoglobina normal é conhecida como hemoglobina A). Os dois pais são AS e, portanto, têm um risco de um em quatro de ter um filho com a doença SS por cada nascimento.

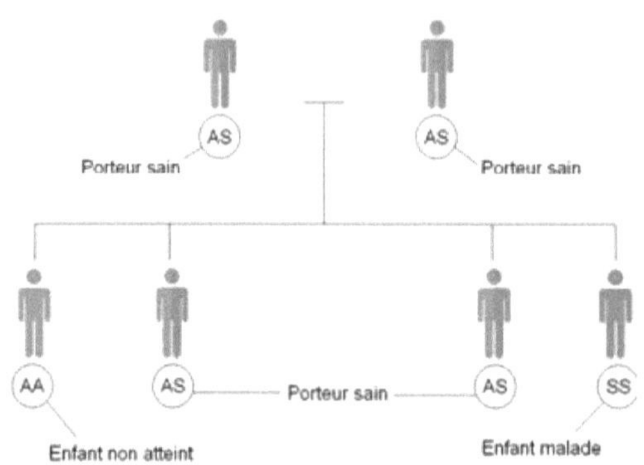

Diagrama de transmissão genética da doença falciforme

Esta deformação dos glóbulos vermelhos tem duas consequências diretas principais e uma consequência indireta:

• Em primeiro lugar, a destruição anormalmente rápida dos glóbulos vermelhos (cujo tempo de vida é assim muito reduzido), responsável por uma diminuição do número de glóbulos vermelhos, o que faz com que os doentes com anemia falciforme apresentem níveis crónicos de Hb baixos, da ordem dos 6 a *8g/dl*, necessitando de um suplemento marcial de ácido fólico e de um número elevado de reticulócitos, mas em situações agudas de crises hematológicas, os níveis de Hb podem ser tão baixos como < 3g/dl, necessitando de uma transfusão de sangue. *3g/dl*, necessitando de uma transfusão sanguínea.

• Em segundo lugar, uma obstrução dos pequenos vasos sanguíneos, porque estes glóbulos vermelhos deformados têm mais dificuldade em se espremerem nos vasos muito pequenos e, por conseguinte, obstruirão estes vasos em circunstâncias favoráveis, como a desidratação, o frio ou a falta de oxigénio genético. Esta obstrução dos vasos manifesta-se por dores no órgão onde ocorre. Na maioria das vezes, trata-se de dores ósseas ou abdominais. É a crise falciforme, ou crise vaso-oclusiva.

- A terceira manifestação da doença é uma sensibilidade anormalmente elevada a certos micróbios, especialmente ao pneumococo, que pode causar infecções muito graves.

1.2. Fisiopatologia da doença falciforme :

As MDS são doenças genéticas com herança autossómica recessiva. Uma única mutação induz a produção de uma hemoglobina (Hb) anómala, a HbS, que é a principal responsável por todas as manifestações clínicas. A HbS é causada por uma mutação no sexto aminoácido da cadeia в da hemoglobina (substituição do ácido glutâmico por valina). Esta HbS pode polimerizar-se em determinadas circunstâncias. A polimerização intracelular é promovida por hipoxia, desidratação, acidose ou hipertermia. A polimerização ocorre acima de uma concentração limite de desoxi-HbS. É reversível durante a reoxigenação. Os glóbulos vermelhos deformados pela presença de polímeros assumem uma forma falsa (falciformação). Os glóbulos vermelhos que foram submetidos a vários ciclos de desoxigenação ficam enfraquecidos, o que provoca uma hemólise crónica. A deformabilidade dos glóbulos vermelhos falciformes varia consoante o genótipo e, dentro do mesmo doente, consoante as condições clínicas e fisiológicas. O recrutamento de glóbulos vermelhos com baixa deformabilidade é o principal fator dos acidentes vaso-oclusivos, que ocorrem principalmente na microcirculação pós-capilar. Outros fenómenos, como o aumento da adesão dos eritrócitos ao endotélio vascular, estão também envolvidos no processo vaso-oclusivo. A natureza sistémica da doença falciforme explica-se pelo facto de estes fenómenos poderem potencialmente envolver todos os órgãos vascularizados.

1.3. A vida em sociedade das pessoas com doença falciforme:

A doença falciforme afecta todos os aspectos da vida, incluindo a escola, a carreira profissional (se e quando surgir a oportunidade), as actividades desportivas, as actividades de lazer e a vida afectiva e amorosa. A doença pode levar à estigmatização, ao isolamento, à exclusão social e à discriminação, o que, por vezes, estabelece um estilo de vida particular para o doente falciforme, que é visto como uma criança caprichosa. O seu estilo de vida atrai a atenção dos pais e dos familiares, sendo tratado pelos mais sensíveis como uma pessoa vulnerável que deve ser cuidada com parcimónia e pelos outros, pelo contrário, como um destino infeliz, uma sentença divina ou um castigo que dá despesa. No entanto, não faltam particularidades para alguns, que ignoram o seu estado e se comportam como crianças normais fora do seu período de crise. Podem ser provocadores, turbulentos e exigentes. As repercussões da anemia falciforme variam muito de doente para doente, não só a nível familiar, mas também a nível social: interrupção da escolaridade, futuro profissional incerto, interrogações sobre a maternidade, etc. Para além da desvantagem permanente que a anemia representa (cansaço, risco de infeção), os ataques e as complicações podem complicar a situação, temporária ou permanentemente, apesar de todas as precauções tomadas, e as dores são por vezes muito violentas, mesmo insuportáveis (mas podem ser aliviadas por uma hospitalização rápida). Por conseguinte, os doentes e as suas famílias estão constantemente preocupados e em alerta. O medo de ter um ataque pode tornar-se um obstáculo para a criança, que restringirá ou impedirá certas actividades para evitar o sofrimento. Neste caso, os pais têm um papel fundamental a desempenhar para tranquilizar a criança e não reforçar os seus medos, pois o stress pode ser um fator desencadeante. Não se deve ser demasiado restritivo, mas é importante discutir com o médico a possibilidade de praticar esta ou aquela atividade ou desporto e encorajar o seu filho a levar uma vida normal.

1.3.1. Apoio psicológico para pessoas com doença falciforme:

Há vários momentos no decurso da doença falciforme em que os doentes podem sentir a necessidade de serem apoiados por um psicólogo. Para os pais, o anúncio do diagnóstico, com a culpa ligada ao facto de terem transmitido uma doença sem o saberem, e depois o acompanhamento do filho, aprendendo a cuidar dele sem o superproteger, são exemplos em que a ajuda psicológica seria bem-vinda. Para as crianças doentes, a experiência dos constrangimentos do tratamento, a dor crónica (se existir), a necessidade de se responsabilizarem por si próprias e os períodos de negação ou de oposição, como a adolescência, são particularmente sensíveis. Por fim, os irmãos e irmãs podem sentir-se ciumentos ou mesmo culpados. Em todos estes momentos, a família não deve hesitar em procurar o apoio de um psicólogo. De um modo geral, a doença não deve tornar-se o centro de todas as preocupações da família e não deve ser utilizada como a única forma de relacionamento, quer pelos pais quer pela criança doente. Na idade adulta, a doença tem implicações na integração social, familiar e profissional. Para além disso, não é fácil lidar com a doença, pelo que pode ser necessário apoio psicológico na idade adulta.

1.3.2. O impacto da doença na vida escolar :

Para além dos episódios de dor, de infeção e de eventuais hospitalizações, mais ou menos frequentes consoante os casos, a vida da criança deve ser tão normal quanto possível para que ela possa realizar as suas potencialidades e aprender a controlar a sua doença (saber quando pedir ajuda, responsabilizar-se pela sua própria higiene, etc.). A escolaridade normal deve ser assegurada e adaptada. A pedido dos pais, o diretor da escola pode elaborar um plano de acolhimento individualizado (PAI) em concertação com o médico escolar, a equipa pedagógica e o médico da criança. Isto permite organizar o acolhimento da criança em boas condições e informar os professores sobre a sua doença. O PAI garante que as necessidades da criança são satisfeitas: beber em abundância, acesso livre à casa de banho, analgésicos se necessário, não exposição excessiva ao frio.

Em alguns casos, as ausências frequentes ou prolongadas podem prejudicar a integração e o bem-estar da criança na escola, razão pela qual é tão importante informar os professores e os outros alunos sobre a doença. Se um período

Se a criança tiver de permanecer no hospital, é possível organizar um ensino ao domicílio (serviço de assistência educativa ao domicílio ou SAPAD) ou no hospital.

1.3.3. O impacto da doença na vida ativa:

A vida profissional também pode ser complicada pela doença falciforme. É importante antecipar eventuais dificuldades aquando da orientação para a escolha de um curso, nomeadamente evitar profissões que exijam um esforço físico prolongado. Pode ser necessário adaptar o horário de trabalho. O médico do trabalho deve ser envolvido. O reconhecimento do estatuto de adulto com deficiência pode ser útil se fizer parte de um projeto (acesso à formação ou a um emprego reservado (RQTH). Os pedidos devem ser apresentados à Maison departementale des personnes handicapees (MDPH) do departamento de origem da pessoa. Em caso de deslocação de longa distância, devem ser tomadas precauções especiais, nomeadamente para evitar a malária.

1.4. Modificadores genéticos da gravidade :

Existem modificadores genéticos e não genéticos.

Na anemia falciforme homozigótica, uma doença autossómica recessiva, uma mutação pontual é responsável pela substituição da hemoglobina A normal por uma hemoglobina S desoxigenada polimerizante, provocando a deformação falciforme e a hemólise. Segue-se uma cascata de eventos biológicos, incluindo a ativação e a hiperadesão de leucócitos e plaquetas com obstrução vascular, um défice funcional de óxido nítrico (NO), inflamação, stress oxidativo, lesões ligadas ao fenómeno de isquémia-reperfusão e hipercoagulabilidade. Todos estes fenómenos são responsáveis pelos ataques dolorosos e pelas lesões progressivas em todos os órgãos.

Apesar do carácter monogénico da doença, vários genes modificam a sua gravidade, nomeadamente os que controlam os níveis fatais de hemoglobina (Hb) e a associação com a alfa-talassemia, que aumenta a

hemólise e a anemia. As convulsões, as síndromes torácicas e a osteonecrose ocorrem mais frequentemente nas pessoas menos anémicas, enquanto as pessoas com hemólise intensa correm o risco de sofrer de arteriopatia cerebral, úlceras cutâneas, priapismo, lesões renais e hipertensão pulmonar devido à redução da biodisponibilidade do NO. No caso de um ataque, a hidratação e a oxigenação oferecem a possibilidade de um certo grau de reversibilidade, mas a transfusão pode ser utilizada para controlar os ataques mais graves. A hidroxiureia pode reduzir significativamente a frequência dos ataques, e outros medicamentos parecem promissores. No entanto, a anemia falciforme só pode ser curada através de um transplante alogénico, mas a terapia genética também se está a revelar muito promissora.

CAPÍTULO I

GENÓTIPOS E FENÓTIPOS DAS CÉLULAS FALCIFORMES

Para uma melhor compreensão destes conceitos, seria muito útil e importante conhecer as definições de cada palavra utilizada.

(Imagem)

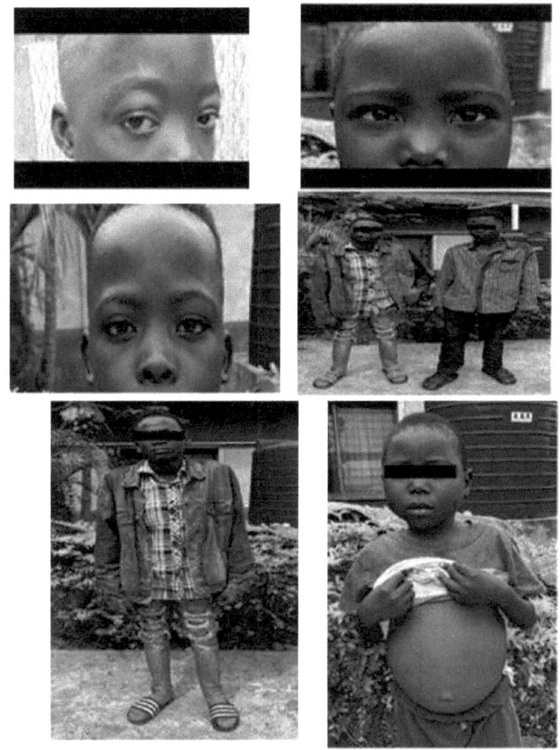

(Fonte: Hospital Saint Luc de Kisantu)

1.1. Definição das palavras :

1.1.1. Genótipo:

É a base genética de um organismo. É constituída por toda a informação genética que determina as caraterísticas dos organismos.

1.1.2. Fenótipo :

É a expressão observável destes genes que também é afetada pelo ambiente.

1.1.3. O haplótipo :

É uma das duas porções de material genético correspondente a cada um dos dois cromossomas que formam um par.

1.1.4. O alelo:

Diz-se de uma variante de um gene, resultante de uma mutação e hereditária, que assegura a mesma função que o gene inicial mas de forma própria. Qualquer gene pode ter vários alelos, que muitas vezes determinam o aparecimento de diferentes caraterísticas hereditárias. A palavra alelo é a abreviatura de **alelomorfo**: *"É um termo geral que corresponde à versão de um gene cuja sequência de nucleótidos foi modificada.* Para simplificar, o corpo humano é constituído por **23 pares de <u>cromossomas</u>**. Esquematicamente, cada cromossoma contém uma grande quantidade de informação sob a forma de genes que exprimem as caraterísticas hereditárias de um indivíduo. Na maioria das vezes, **cada gene tem dois alelos**, um proveniente da **informação genética do pai e o outro da mãe**. O conjunto dos alelos de um indivíduo constitui o que se designa por **genótipo**.

1.1.4.1.   Papel dos alelos :

Os alelos de um gene permitem **uma grande diversidade genética entre indivíduos diferentes.** Os alelos podem **codificar uma caraterística física** do indivíduo - a cor dos seus olhos, a forma do seu nariz, a textura do seu cabelo, etc   . - mas também podem codificar **a presença de** uma **patologia. hereditário. "***A identificação dos alelos de um gene pode ser utilizada, por exemplo, para verificar a presença de uma doença genética grave numa família, como <u>a fibrose quística </u>ou uma doença neuromuscular que pode ameaçar a vida de um feto",* explica o geneticista.

Ao examinar o genoma, é possível determinar se uma pessoa em risco pode ou não transmitir a doença aos seus filhos e tomar as medidas necessárias. No caso da fibrose quística, por exemplo, se um doente tiver um único alelo com uma mutação, é um portador saudável. Se o seu parceiro também for um portador saudável, correm o risco de transmitir a doença aos seus futuros filhos. *"O geneticista pode sequenciar o gene e dizer se o doente é ou não portador do alelo mutado",* explica o Dr. Giacobino.

1.1.4.2.   As diferenças com um gene :

Um único gene tem várias formas alélicas: o alelo é o termo utilizado para definir a cópia do gene correspondente a diferentes sequências de nucleótidos, que conferem caraterísticas específicas aos indivíduos que as transportam.

- **Alelo dominante: o que é, caraterísticas?**

*"Diz-se que um alelo é dominante **quando a caraterística que codifica (física ou doença) se exprime,** mesmo que esteja presente apenas num dos alelos do gene",* explica o geneticista. É o caso, por exemplo, do alelo que codifica a

cor dos olhos castanhos: se tivermos um único alelo "olhos castanhos" herdado de um dos nossos dois pais, teremos olhos castanhos. No caso de uma doença: se o alelo mutante que codifica a doença for dominante, basta que tenha sido transmitido por um dos dois progenitores para que a doença se manifeste.

- **Alle recessif : o que é isso, caraterísticas ?**

*"Diz-se que um alelo é recessivo quando a caraterística que codifica **só se exprime se estiver presente em ambos os alelos do gene"**,* explica o geneticista. É o caso, por exemplo, do alelo que codifica a cor azul dos olhos: para ter olhos azuis, é preciso ter os dois alelos "olhos azuis" herdados de cada um dos pais. Por conseguinte, pode ter olhos azuis mesmo que ambos os seus pais tenham olhos castanhos, uma vez que o alelo castanho é dominante e cada um deles pode ter um alelo azul para além do seu alelo castanho. No caso de uma doença: se o alelo mutante que codifica a doença for recessivo, terá de ter sido transmitido por ambos os pais para que a doença se manifeste.

1.2. Fenótipo :

1.2.1. Fenótipo clínico :

A doença caracteriza-se por anemia e fadiga permanente, bem como pela ocorrência de crises falciformes mais ou menos graves. Estas crises são devidas a isquemias locais, que podem ser muito graves; as crises vaso-oclusivas podem ser particularmente dolorosas nos músculos e existe o risco de complicações orgânicas graves (nomeadamente no esqueleto, no baço, no aparelho digestivo e no cérebro).

Vários factores contribuem para as crises falciformes:

- A desidratação é frequente nas pessoas com anemia falciforme porque têm poliúria;
- Circulação sanguínea mais lenta, o que favorece a estase. Deve, por isso, evitar-se o uso de roupa demasiado apertada, a má postura, o frio, a febre (formação de proteínas inflamatórias) e as infecções (o excesso de glóbulos brancos limita a circulação dos glóbulos vermelhos);
- Qualquer consumo de oxigénio suplementar: esforços que impliquem falta de ar, esforços musculares concentrados num só músculo ;
- Tudo o que esgota a hemoglobina em oxigénio: viver em altitude (evitar altitudes superiores a 2000 m e, por vezes, até 1500 m), viagens aéreas, diferenças de temperatura entre o ar e a água (piscina, mar), álcool, tabaco.

No passado, 80% dos indivíduos homozigóticos morriam antes da idade reprodutiva. Atualmente, graças à deteção precoce, à prevenção de infecções (vacinação, antibioterapia sistemática), à prevenção da desidratação e de qualquer outra causa que possa provocar perturbações no doente, a doença continua a ser grave e incapacitante, mas a esperança de vida aumentou consideravelmente.

1.2.2. Fenótipo celular :

Os glóbulos vermelhos de um indivíduo com doença falciforme tendem a assumir a forma de uma foice (daí o outro nome para a doença falciforme: anemia falciforme).

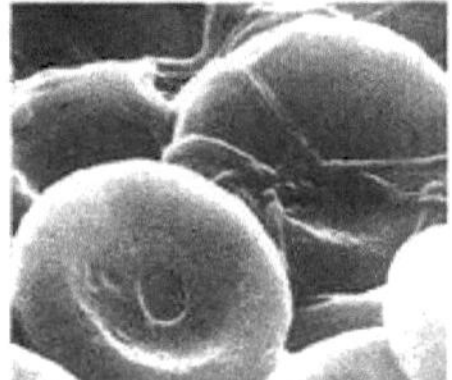
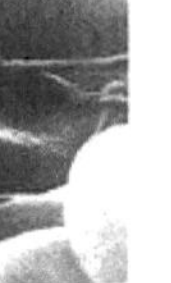
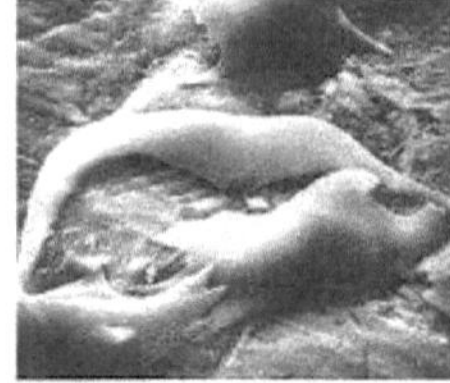

Isto deve-se à presença de fibras de hemoglobina S nos glóbulos vermelhos. Os glóbulos vermelhos deformados abrandam o fluxo sanguíneo nos capilares e podem mesmo bloqueá-los.

1.2.3. Fenótipo molecular :

A hemoglobina S (HbS) é uma proteína tetramérica composta por duas cadeias de globina beta S e duas cadeias de globina alfa. A globina beta S difere da globina normal por um único aminoácido: a valina substitui um ácido glutâmico na posição 6. Esta alteração não modifica a estrutura espacial da globina beta e não afecta a bolsa do heme.

A valina é um resíduo hidrofóbico que, por conseguinte, substitui um resíduo hidrofílico. Como as globinas estão rodeadas por uma película de água, a presença de um local hidrofóbico cria um "ponto de aderência" entre duas moléculas de hemoglobina vizinhas; esta "aderência" ocorre entre a leucina 88 e a fenilalanina 85 de uma cadeia alfa e a valina 6 da cadeia betaS. Isto forma uma estrutura de fibra cristalina.

A visualização em 3D (obtida com o software Rastop, ficheiro "hbshbs.pdb") abaixo evidencia este "ponto de colagem":

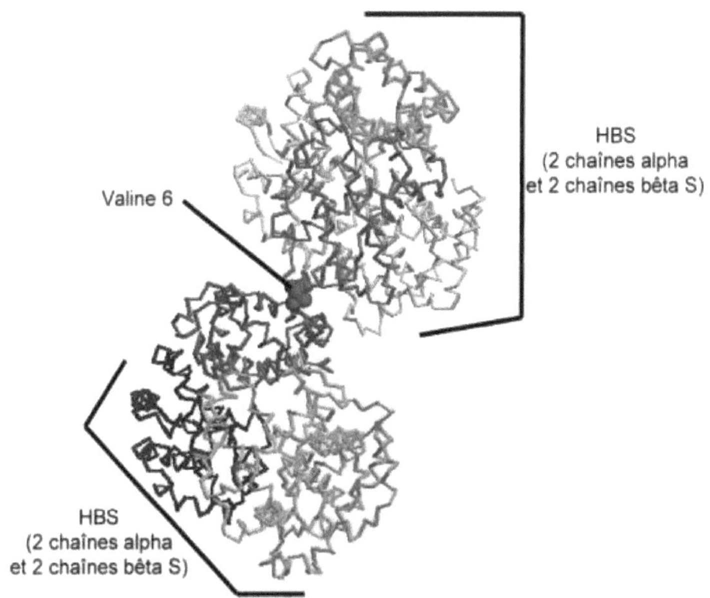

Os dímeros de HbS/HbS reúnem-se para formar filamentos; os filamentos associam-se

em fibras, responsáveis pela deformação dos glóbulos vermelhos.

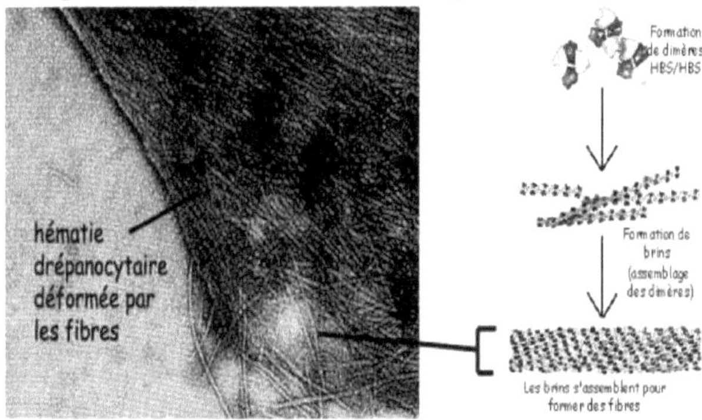

Esta falcização deve-se à formação de fibras de hemoglobina S (de 1 a 15 g de comprimento), fenómeno favorecido pela desoxigenação. A desoxihemoglobina S tem uma capacidade natural para se polimerizar se estiver em solução concentrada (o que é o caso dos glóbulos vermelhos); o regresso da HbS ao estado de oxigénio provoca a dissociação dos polímeros.

1.3. O determinismo genético da doença falciforme

A anemia falciforme é uma doença autossómica recessiva causada por uma única mutação no gene da globina beta no cromossoma 11. Trata-se de uma mutação de substituição: o nucleótido A é substituído por um nucleótido T na posição 17, pelo que o 6° códão GAG passa a GTG.

Como o gene beta é altamente polimórfico, existem vários genótipos de células falciformes conhecidos, dos quais predominam três: HbS//HbS (70%), HbS//HbC (25%) e HbS//Hb talassemia (5%). Embora o genótipo de um indivíduo com anemia falciforme contenha sempre um alelo HbS, este pode estar associado a outro alelo HbS (genótipo HbS//HbS), ao alclo IIbC ou a um alelo Hb talassémico. O alelo HbC difere do alelo HbA por uma mutação no sexto codão, que resulta na substituição da lisina pelo ácido glutâmico. Um alelo talassémico da Hb resulta na terminação precoce da cadeia beta durante a tradução e, por conseguinte, na síntese de uma cadeia beta encurtada e não funcional. Em geral, o genótipo HbS//HbC resulta clinicamente num fenótipo de células falciformes muito menos grave do que o causado pelo genótipo HbS//HbS.

- Ver os principais genótipos da anemia falciforme

Os glóbulos vermelhos são normalmente discóides; os que contêm hemoglobina S dobram-se e deformam-se sob a forma de uma foice partida quando desoxigenados. Esta deformação bloqueia inicialmente os capilares, provocando uma isquémia local, que pode ser muito grave, com crises vaso-oclusivas particularmente dolorosas nos músculos e risco de complicações graves nos órgãos (esqueleto, baço, aparelho digestivo, cérebro).

No passado, 80% dos homozigotos (HBS//HBS) morriam antes da idade reprodutiva. Hoje em dia, graças ao rastreio precoce, à prevenção das infecções (vacinação, antibioterapia sistemática), à prevenção da desidratação e de qualquer outra causa que possa conduzir à doença, esta continua a ser grave e incapacitante, mas a esperança de vida normalizou-se consideravelmente.

Porque é que a substituição de Glu 6 Val na globina da hemoglobina desoxigenada provoca a deformação dos glóbulos vermelhos?

Tanto in vivo como in vitro, a desoxihemoglobina HbS tem uma nova propriedade: a polimerização. Esta ocorre apenas em solução concentrada, como é naturalmente o caso na hematite. Quando a HbS regressa ao estado de oxigénio (oxihemoglobina S), os polímeros dissociam-se.

Explicamos a polimerização da desoxihemoglobina S (atenção à imagem 3D em visualização dinâmica no Chime: tamanho do ficheiro 110 Kb) pelo facto de a valina n° 6 ser um resíduo hidrofílico que substitui um aminoácido hidrofóbico, o ácido glutâmico. Como as globinas estão rodeadas por uma película de água, a presença de um sítio hidrofóbico cria um ponto de "colagem" entre duas moléculas de hemoglobina vizinhas. Este ponto é estabelecido entre a leucina 88 e a fenilalanina 85 de uma cadeia alfa de uma molécula de hemoglobina e a valina 6 da cadeia в da hemoglobina vizinha, resultando na criação de uma estrutura de fibra cristalina.

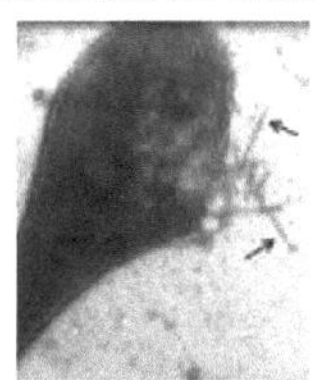

Quando observados ao microscópio eletrónico, os glóbulos vermelhos falciformes parecem estar cheios de um gel formado por cristais alongados com 1 a 15 cm de comprimento. Estes cristais são constituídos por polímeros de hemoglobina. O glóbulo vermelho, deformado por estas estruturas fibrosas tubulares, assume uma forma caraterística de foice ou de folha de couve.

Nos glóbulos vermelhos, a polimerização da hemoglobina S provoca uma diminuição da deformabilidade, propriedade essencial desta célula que circula em capilares de diâmetro inferior ao seu. Quando a polimerização é prolongada, os glóbulos vermelhos adquirem a forma de foice. Trata-se de um processo falciforme caraterístico no sangue venoso dos homozigotos (HbS//HbS).

A polimerização é um processo cooperativo que requer um certo tempo de iniciação. Existe, portanto, uma corrida de velocidade entre o tempo que a hematite demora a passar pelo estrangulamento que é o capilar e o tempo de polimerização que transforma um glóbulo flexível numa partícula rígida suscetível de permanecer bloqueada.

1.4. Interações entre o genótipo, o fenótipo e o ambiente

As variações na sequência de nucleótidos, sem consequências patológicas diretas, são comuns. São designadas por polimorfismos. Quando estas modificações dizem respeito a sítios reconhecidos muito especificamente por certas endonucleases (enzimas de restrição), são fáceis de identificar através de métodos de mapeamento de genes (polimorfismo de tamanho de fragmento de restrição). A combinação de vários destes polimorfismos define um haplótipo. Um dos resultados mais interessantes dos estudos dos polimorfismos no ambiente do gene da anemia falciforme foi a observação do desequilíbrio de ligação: os polimorfismos não estão distribuídos aleatoriamente, mas formam um pequeno número de haplótipos bem definidos. **Verificou-se que a mutação falciforme está normalmente associada a 5 haplótipos** designados de acordo com o seu epicentro. Trata-se dos haplótipos do Senegal, do Benim, dos Camarões, dos Bantu e dos árabes-indianos.

São marcadores de um ambiente cromossómico caraterístico do gene mutado, ambiente esse que pode dar origem a caraterísticas genéticas como o modo de expressão da Hb F. As outras hemoglobinas interagem assim com a Hb S no interior da célula. Existe sempre cerca de 3% de Hb A2 e frequentemente de Hb F, mas a uma taxa variável de um indivíduo para outro e de uma célula para outra. Nos indivíduos heterozigóticos, a Hb S interage evidentemente com outra hemoglobina, normal ou anormal, que pode facilitar (Hb D Punjab) ou, pelo contrário, inibir (Hb Korle Bu) a polimerização. Existe, portanto, uma ampla influência genética.

Durante o esforço físico pesado ou a exposição à altitude, a hemoglobina torna-se dessaturada com o oxigénio, resultando numa doença falciforme acelerada, o que indica que o ambiente tem influência no fenótipo do indivíduo com doença falciforme. Qualquer condição que dessature a hemoglobina com o oxigénio é um fator de risco para a doença falciforme. As estadias em altitude são perigosas e o desporto intensivo é proibido. Antes de qualquer voo, são dados conselhos para evitar o risco de acidentes.

Porque é que o alelo mutante do gene conferiu uma vantagem selectiva a certas populações e se tornou mais frequente dentro dessa população?

No passado, a anemia falciforme era uma anomalia genética rara responsável por cerca de 100 000 mortes por ano. Cerca de 80% dos homozigotos (HbS//HbS) morriam antes da idade reprodutiva. Com uma seleção tão forte contra o gene HbS, foi durante muito tempo difícil compreender por que razão, em certas populações humanas, a sua frequência atinge e até ultrapassa os 10%.

Comparando os mapas de distribuição da malária, por um lado, e da doença falciforme, por outro, Haldane ficou impressionado com a sua semelhança. Tal coincidência sugeria que a hemoglobina HbS poderia proporcionar uma vantagem num ambiente impaludente. De facto, enquanto o homozigoto (HbS//HbS) sucumbe à doença falciforme, o heterozigoto (HbA//HbS) é mais resistente à malária. Uma explicação esquemática: quando o parasita da malária se instala numa hematite, destrói a hemoglobina; a hematite é mal oxigenada, provocando novas deformações. A hematita é então destruída e com ela o parasita que contém. Como os glóbulos vermelhos não parasitados são a maioria, o indivíduo sobrevive desde que os parasitas sejam regularmente eliminados. Os heterozigotos (HbS//HbA) têm, por conseguinte, uma probabilidade de sobrevivência superior à dos homozigotos (os homozigotos (HbA//HbA) morrem devido à malária; os homozigotos (HbS//HbS) não estão protegidos).

O fenótipo das células falciformes é o resultado de processos biológicos regidos pela expressão de vários genes

CAPÍTULO II

HEMOGLOBINAS
EMBRIONÁRIA, FATAL E ADULTA

11.1. Hemoglobina embrionária e fatal :

Durante a vida embrionária, estão presentes dois tipos de subunidades da família: a cadeia a emparelha-se primeiro e depois a cadeia y.

Existem também duas cadeias de tipo: a cadeia a, específica deste período inicial da vida, e as cadeias в(ои fretal). Estas diferentes subunidades constituem as três **hemoglobinas do embrião, a hemoglobina de Gower 1, a hemoglobina de Gower 2 e a hemoglobina de Portland.**

A hemoglobina F, detetável a partir da 5ª semana, é o principal componente da hemoglobina durante este período de vida. A hemoglobina F é sintetizada nas primeiras fases da gestação, atingindo um nível de 90% entre a 8ª e a 10ª semana e mantendo-se mais ou menos constante até ao nascimento. A subunidade de carga a é, de facto, constituída por uma mistura em proporções variáveis de duas espécies moleculares muito semelhantes, produtos de dois genes distintos, as cadeias Aae e G, que diferem apenas na natureza do resíduo na posição 136, alanina no primeiro caso e glicocolato no segundo.

11.2. Hemoglobinas em adultos

A hemoglobina A representa mais de 95% de todas as hemoglobinas. Existe ainda um componente menor, a hemoglobina A2, cuja síntese se inicia no período neonatal e que se exprime em cerca de 2,5%. No adulto normal, a hemoglobina F permanece em quantidades vestigiais inferiores a 1% e está confinada a uma pequena população de células denominadas células F. Estas últimas, cujo número parece ser geneticamente determinado, representam 1 a 7% do total de eritrócitos e pensa-se que correspondem a glóbulos vermelhos cuja diferenciação é diferente da das células que sintetizam apenas hemoglobina A.

A hemoglobina é controlada por vários genes

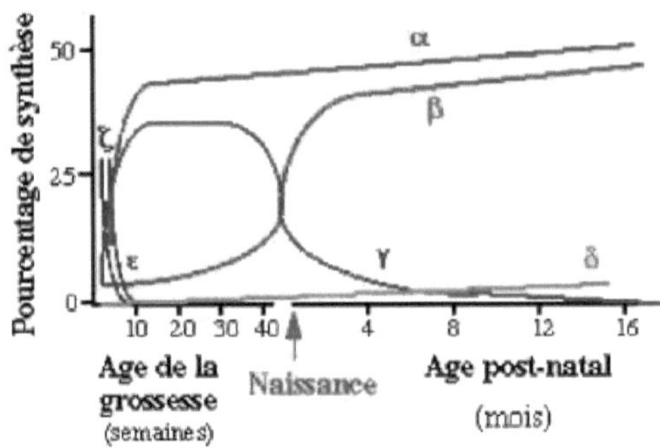

A persistência da hemoglobina fetal após o nascimento pode inibir a formação de células falciformes.

A percentagem de glóbulos vermelhos que contêm hemoglobina F (células F) pode, nalguns casos, ser superior a 7%.

Numa população de indivíduos portadores do genótipo HBS//HBS, foram identificadas duas categorias de pacientes: alguns desenvolvem ataques frequentes e graves (acidentes vasculares) devido à falcização dos glóbulos vermelhos, enquanto outros apenas excecionalmente desenvolvem ataques que são geralmente benignos. Os doentes que sofrem os ataques caraterísticos da anemia falciforme têm uma contagem de glóbulos vermelhos de tipo F inferior a 10%.

Porque é que a polimerização do HBS e a formação de células falciformes são perturbadas pela presença de hemoglobina fetal? É um facto que a hemoglobina fetal não se integra no polímero "PolyHBS", afectando os contactos verticais e horizontais do polímero.

Assim, mesmo que o fenótipo das células falciformes seja monogénico, é influenciado pela atividade de outros genes.

**Glóbulos vermelhos com hemoglobina fetal na
população portadora do genótipo HBS//HBS**

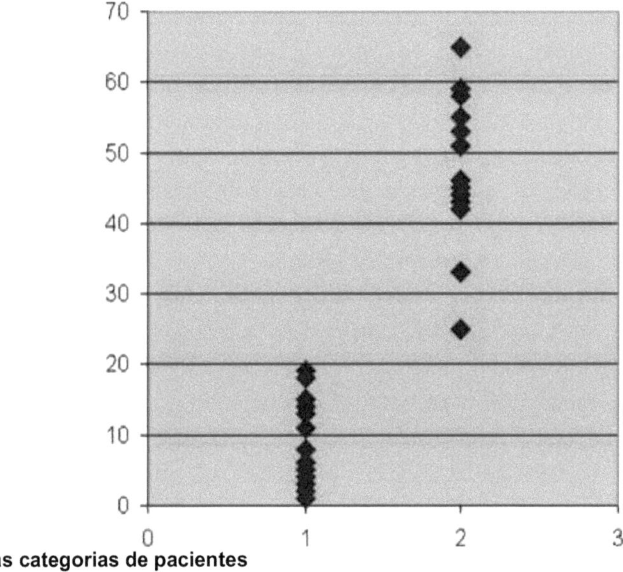

11.3. O que causa as crises de anemia falciforme? Como é que se vive com a doença falciforme?

A anemia implica uma fraca tolerância ao esforço físico, uma vez que a fadiga induzida pela anemia é permanente, mas é agravada pelo esforço. Estes esforços requerem oxigénio, o que leva a uma maior fadiga.

Vários factores contribuem para as crises falciformes:

• A desidratação faz com que os glóbulos vermelhos percam água, tornando o sangue menos fluido. A desidratação é frequente nos doentes com anemia falciforme, que sofrem de poliúria devido a lesões provocadas por pequenos tampões de glóbulos vermelhos. O rim perde assim a sua capacidade de concentrar a urina. Para eliminar os resíduos, um doente com anemia falciforme é obrigado a urinar muito mais do que um doente sem anemia falciforme. Os doentes com células falciformes precisam de beber muito.

• **Abrandamento da circulação sanguínea:** Tudo o que abranda a circulação pode criar estase, o que significa que os glóbulos vermelhos permanecem no mesmo sítio e favorecem o ataque. Muitas condições abrandam a circulação sanguínea: o efeito de torniquete (roupa demasiado apertada, por exemplo); má postura; frio (contrai os pequenos vasos e abranda a circulação); febre (a desidratação e a formação de proteínas inflamatórias abrandam a circulação); infecções (o excesso de glóbulos brancos cola-se aos vasos e impede a circulação dos glóbulos vermelhos). Por isso, é necessário combater a febre com medicamentos e beber muitos líquidos.

• **Tudo o que o leve a consumir mais oxigénio é propício a uma convulsão:** o esforço com falta de ar, o esforço muscular concentrado num músculo, como o levantamento de pesos, leva-o a consumir mais oxigénio. Tudo o que dessatura a hemoglobina com o oxigénio desencadeia a aceleração da doença falciforme. Muitos factores ambientais influenciam o fenótipo de um indivíduo com doença falciforme.

• **Viver em altitude:** O risco varia de doente para doente, mas é importante ter em conta que, acima dos 1500 m, o risco aumenta se não estiver em condições físicas óptimas. É preferível evitar altitudes superiores a 2000 m e controlar outros factores (frio, neve, esforço físico).

• **Viagens de avião:** Os aviões são pressurizados a uma altitude entre 1.500 e 1.800 metros, o que representa um risco definitivo de convulsões dolorosas devido à diminuição do oxigénio. Os passageiros devem beber muitos líquidos, evitar estar sentados durante longos períodos e evitar usar roupas demasiado apertadas.

• **No mar ou na piscina:** cuidado com a diferença de temperatura entre o ar e a água, que pode provocar convulsões. Não permaneça na água por mais de 20 minutos e certifique-se de que está bem coberto (roupão de banho) quando sair.

• **Álcool:** tóxico, é contraindicado em pessoas com doença falciforme. O álcool desidrata e pode desencadear ataques.

• **O tabaco:** é muito prejudicial para as pessoas com anemia falciforme, pois reduz a quantidade de oxigénio no sangue.

CAPÍTULO III

AS DIFERENTES SÍNDROMES FALCIFORMES PRINCIPAIS

O estado homozigótico é a forma mais comum desta doença, mas outros alelos dos genes B da 1'Hb podem associar-se à 1'HbS e induzir MDS. A MDS inclui as seguintes formas:

* Doença falciforme homozigótica S/S (a forma mais frequente e grave).
* Doença falciforme heterozigótica composta S/C, S/e°talassemia e S/e+talassemia.
* Mais raramente, são consideradas as doenças falciformes compostas heterozigóticas SDPunjab, SOArab, SAntillesC, ou os heterozigotos sintomáticos SAntilles, etc.

Em contraste, os indivíduos heterozigóticos conhecidos como AS são assintomáticos e não apresentam as complicações da doença. Não são abrangidos pela ALD 10 e não devem ser classificados como doença falciforme. Alguns casos muito raros requerem conhecimentos biológicos e clínicos num centro de referência ou de competência.

III.1 Principais quadros clínicos

1. Vaso-oclusão predominante ;
2. Predominam a hemólise e a disfunção endotelial

111.1.1. Fisiopatologia da CVO

A crise vaso-oclusiva (COV) na doença falciforme resulta da falcização dos glóbulos vermelhos sob o efeito do stress oxidativo desencadeado por uma série de situações. À medida que a hemoglobina se polimeriza no interior do glóbulo vermelho, torna-se difícil de deformar e obstrui os capilares sanguíneos. Como consequência direta desta oclusão vascular, a obstrução dos capilares sanguíneos destinados ao osso é a causa de enfartes ósseos particularmente dolorosos, que levam os doentes falciformes às urgências.

111.1.2. Fisiopatologia da hemólise e disfunção endotelial predominante

Na doença falciforme homozigótica, uma doença autossómica recessiva, uma mutação pontual é responsável pela substituição da hemoglobina A normal por uma hemoglobina S desoxigenada polimerizante, causando deformação falciforme e hemólise. Segue-se uma cascata de eventos biológicos que incluem a ativação e a hiperadesão dos leucócitos e das plaquetas com obstrução vascular, um défice funcional de óxido nítrico (NO), inflamação, stress oxidativo, lesões ligadas ao fenómeno de isquémia-reperfusão e hipercoagulabilidade. Todos estes fenómenos são responsáveis pelos ataques dolorosos e pelas lesões progressivas em todos os órgãos. Apesar do carácter monogénico da doença, vários genes modificam a sua gravidade, nomeadamente os que controlam o nível de hemoglobina (Hb) carregada e a associação com a alfa-talassemia, que aumenta a hemólise e a anemia. **As crises vaso-oclusivas, as síndromes torácicas e a osteonecrose ocorrem mais frequentemente nas pessoas com menos anemia, enquanto que as pessoas com hemólise intensa estão expostas ao risco de litíase biliar, arteriopatia cerebral, úlceras cutâneas, priapismo, lesões renais e hipertensão pulmonar através de uma redução da biodisponibilidade do NO.**

NB: Em caso de crise, a hidratação e a oxigenação oferecem a possibilidade de um certo grau de reversibilidade, mas a transfusão pode ser utilizada para controlar crises graves. A hidroxiureia pode reduzir significativamente a frequência dos ataques e outros medicamentos parecem promissores. No entanto, a anemia falciforme só pode ser curada através de um transplante alogénico, mas a terapia genética também se está a revelar muito promissora.

˙III.2 Crises agudas de células falciformes s

Na anemia falciforme, referimo-nos frequentemente às seguintes crises:

• **anemia hemolítica crónica**, que pode tornar-se aguda em qualquer altura;

• fenómenos **vaso-oclusivos**, que provocam lesões isquémicas crónicas dos tecidos, mas também se podem manifestar sob a forma de ataques dolorosos e falência de órgãos;

• **vasculopatia arterial**, que afecta particularmente o leito cerebral;

• **um risco de infeção**

Estas quatro categorias apresentam uma grande variabilidade na expressão clínica, dependendo dos indivíduos afectados.

O termo síndrome falciforme major abrange a homozigotia SS ou a forma composta SC, e a talassemia Se (SP+ ou SP°); uma dúzia de outros genótipos causadores da síndrome falciforme major foram descritos, mas são muito raros. **Os portadores do traço falciforme S (heterozigóticos AS) são geralmente assintomáticos.**

A história natural evolui ao longo do tempo, com mais infecções, anemia grave devido ao sequestro esplénico e acidente vascular cerebral na infância, sendo que estas complicações diminuem nos adultos. As principais complicações nos adultos são :

• **crises vaso-oclusivas**, nomeadamente ósseas,

• **síndromas torácicos agudos e, evidentemente, doenças secundárias como as úlceras das pernas,**

- **retinopatia,**
- **patologia hepatobiliar,**
- **osteonecrose epifisária ou nefropatia.**

A incidência de doença cardíaca também aumenta com a idade. No entanto, é de salientar que todos os doentes, incluindo aqueles em que a doença parece ser apenas ligeiramente sintomática, estão em risco de complicações vaso-oclusivas súbitas e imprevisíveis que podem ser fatais.

III.2.1 Fisiopatologia das convulsões agudas

III.2.1.1. Factores que desencadeiam a CVO.

J Frio

J Altitude, viagens aéreas

J Stress, exames escolares ou universitários

J Infeção

J Desidratação

A dor da CVO pode afetar potencialmente todos os ossos do corpo. Os locais mais comuns são os ossos longos (úmero, fémur, tíbia) e a coluna vertebral. A febre associada à crise é possível, mas normalmente não ultrapassa os 38,5°C e justifica, por si só, um tratamento antibiótico para cobrir o pneumococo nos doentes sem baço funcional.

Do ponto de vista biológico, a hiperleucocitose é frequente, superior a 15 x 109/L, a PCR está elevada a uma média de 80 mg/L, sem valor prognóstico particular, e o parâmetro da desidrogenase láctica (LDH) é importante de analisar, pois é frequentemente preditivo de um ataque, que é tanto mais grave quanto mais elevado for o nível de LDH.

III.2.1.2. Pontos-chave a verificar durante uma crise vaso-oclusiva Clínica :

Recolha de sinais vitais: frequência respiratória, frequência cardíaca, saturação de oxigénio, locais de dor, a fim de avaliar rapidamente a gravidade da situação. Biologia: hemograma, plaquetas, ionograma, provas de função hepática, proteína C reactiva, LDH. Gasometria arterial e radiografia do tórax em caso de dor torácica.

a) **Crise vaso-oclusiva: (ver acima)**

b) **Síndrome do tórax :**

Fisiopatologia Esta é a complicação temida por excelência da crise vasooclusiva. É uma manifestação torácica que combina dor torácica e anomalias do parênquima pulmonar que podem levar rapidamente a uma situação de desconforto respiratório ждиë necessitando de ventilação invasiva. Os mecanismos de aparecimento da ATS são múltiplos e por vezes intensos, misturando a possibilidade de atelectasia por hipoventilação relacionada com enfartes costais dolorosos, enfartes pulmonares através de embolias pulmonares autênticas, embolias gordas alveolares e finalmente pneumopatias infecciosas.

É definida pelo aparecimento súbito de um ou mais sinais clínicos respiratórios associados a uma nova imagem radiológica. Tem uma fisiopatologia complexa que envolve fenómenos vaso-oclusivos (trombo intravascular pulmonar, embolia gorda), infeção e hipoventilação alveolar. Fisiopatologia da síndrome torácica aguda A síndrome torácica resulta de vários mecanismos fisiopatológicos: enfarte pulmonar in situ associado a um aumento da adesão dos eritrócitos ao endotélio (por aumento da expressão de VCAM-1 pelo endotélio e de integrinas a4в1 nos eritrócitos falciformes), enfarte pulmonar associado a embolia gorda de origem óssea e secreção de fosfolipase A2, infecções pulmonares e hipoventilação. O aparecimento de uma síndrome torácica aguda conduz a uma hipoxemia que agrava ainda mais a doença falciforme e cria um círculo vicioso. O NO desempenha um papel protetor ao limitar a expressão endotelial de VCAM-1.

c) Sequestro esplénico :

Nas grandes síndromes da doença falciforme, os glóbulos vermelhos acumulam-se no baço, onde são rapidamente destruídos: é o chamado "sequestro esplénico", específico das crianças com doença falciforme. O baço aumenta subitamente de volume ("esplenomegalia", sob o lado esquerdo da caixa torácica) e torna-se doloroso. Assim, **a sequestração esplénica caracteriza-se por um aumento súbito do tamanho do baço superior a 2 cm e por uma diminuição do nível de hemoglobina de pelo menos 2 g/dl.** A pessoa afetada está muito quente e, sem uma transfusão de sangue rápida, a oxigenação do cérebro e dos órgãos em geral pode tornar-se insuficiente, levando à morte.

d) ᶦAtaques hepáticos agudos s :

• A hepatomegalia é um achado comum, mas não indica necessariamente uma complicação. As anomalias hepáticas crónicas são comuns na doença falciforme, mas só excecionalmente graves. Para além da patologia associada (infecções virais, sobrecarga marcial pós-transfusão), as anomalias biológicas são representadas por uma discreta elevação das transaminases.

• A litíase biliar é muito frequente na doença falciforme, afectando um terço dos doentes a partir dos 17 anos (cálculos de pigmento negro causados por hiperhemólise crónica).

e) Acidente vascular cerebral clínico :

A doença falciforme é a causa mais comum de acidente vascular cerebral (AVC) na infância. O AVC ocorre em 11% das crianças com doença

falciforme homozigótica, deixando sequelas motoras e cognitivas frequentes.
A doença cerebrovascular em crianças com doença falciforme homozigótica
SS e heterozigótica composta S/talassémica é frequente e grave. Manifesta-se
sob a forma de enfartes arteriais cerebrais, com sintomas predominantemente
motores ou cognitivos, ou os chamados enfartes silenciosos, que estão
estatisticamente associados à deterioração cognitiva. A sua fisiopatologia é
multifatorial e envolve não só o eritrócito mas também outras células
sanguíneas, o endotélio, a ativação da coagulação e da inflamação, a
vasomotricidade, etc. Na fase ждиë de um enfarte cerebral numa criança com
doença falciforme, a gestão baseia-se na realização urgente de uma troca de
transfusão, seguida da implementação de uma estratégia de prevenção
secundária. O rastreio da vasculopatia cerebral falciforme é efectuado através
de um Doppler transcraniano anual, que é sistemático a partir dos 2 anos de
idade, permitindo a estratificação do risco. As crianças de alto risco têm
então uma prevenção primária baseada em transfusões de troca mensais, que
reduzem drasticamente o risco de AVC clínico. A prevenção secundária após
um primeiro AVC baseia-se igualmente num programa de transfusões
mensais. Estas terapias eficazes são, no entanto, restritivas e têm efeitos
secundários significativos, o que leva à procura de estratégias alternativas.
Do mesmo modo, os enfartes silenciosos podem progredir apesar da troca de
transfusões, estando em curso estudos para avaliar outras estratégias
terapêuticas.
Os sintomas aparecem subitamente e podem incluir fraqueza muscular,
paralisia, sensação anormal ou falta de sensação num lado do corpo, discurso
arrastado, confusão, visão turva, tonturas e perda de equilíbrio e coordenação.
f) Priapismo :
Priapismo agudo O priapismo é definido como uma ereção involuntária
dolorosa que dura mais de 60 minutos. O risco é a fibrose dos corpos
cavernosos e, a médio prazo, a impotência em doentes jovens. Esta
complicação ocorre em quase 42% dos doentes adultos com anemia
falciforme e em 6% das crianças. Muitas vezes, este sintoma não é
mencionado espontaneamente pelos doentes, pelo que é importante
perguntar-lhes de forma bastante sistemática. O que deve ser feito se o
priapismo for observado no serviço de urgência? Se o priapismo tiver durado
menos de 3 horas: é administrada uma injeção intracavernosa de 10 mg de
etilefrina, que deve ser repetida 20 minutos mais tarde se não for obtida uma
detumescência duradoura.
g) Necrose papilar :
Necrose isquémica de todos os elementos anatómicos da medula renal, quase

sempre bilateral, cujos principais sintomas são hematúria, infeção do trato urinário, como a pielonefrite, e, nas formas graves, insuficiência renal oligoanúrica.

A migração de uma papila necrótica pode levar a uma síndrome de cólica nefrítica dolorosa e à obstrução do trato excretor. As lesões podem ser visíveis na urografia intravenosa como uma cavidade centrada nos cálices ou como um sequestro no cálice. As causas mais comuns são a ingestão prolongada de fenacetina, a diabetes, a infeção com obstrução urinária e a anemia falciforme. O tratamento inclui a remoção do fator causal, a prescrição de antibióticos em caso de infeção e métodos de reanimação em caso de insuficiência renal aguda grave.

111.2.2   . Fisiopatologia das doenças crónicas

a) Asplenia funcional

A doença falciforme homozigótica é a doença mais comum associada à asplenia funcional. A asplenia desenvolve-se cedo na infância, provavelmente como resultado de alterações isquémicas repetidas devidas à doença falciforme.

O baço desempenha um papel central no sistema de filtração e de defesa do sangue. Em particular, a polpa vermelha permite a eliminação de glóbulos vermelhos alterados, através da sua rede microcirculatória única; enquanto a polpa branca é um órgão linfoide secundário, diretamente ligado à corrente sanguínea, cuja especificidade é a defesa contra bactérias encapsuladas através da produção de IgM "natural" na zona marginal. O comprometimento adquirido da função esplénica (ou hipoesplenismo) pode resultar de várias doenças e/ou da esplenectomia terapêutica. O hipo/asplenismo é complicado por uma maior suscetibilidade a infecções germinativas encapsuladas, mas também foi relatado um aumento do risco de trombose e hipertensão pulmonar após esplenectomia cirúrgica. Além disso, podem ocorrer complicações específicas, como o hiperesplenismo e o sequestro esplénico agudo, que ameaçam o prognóstico vital. O papel e a fisiologia do baço são aqui revistos para proporcionar uma melhor compreensão da fisiopatologia do envolvimento esplénico e das suas consequências na doença falciforme.

b) Vasculopatia cerebral :

A vasculopatia das células falciformes está associada a um elevado risco de acidente vascular cerebral (AVC), que pode levar à morte ou a uma incapacidade significativa. [0]A doença cerebrovascular em crianças com doença falciforme homozigótica SS e heterozigótica S/b composta é frequente e grave. Manifesta-se por enfartes arteriais cerebrais, com sintomas predominantemente motores ou cognitivos, ou os chamados enfartes silenciosos, que estão estatisticamente associados à deterioração cognitiva. A sua fisiopatologia é multifatorial, envolvendo não só o eritrócito mas também outras células sanguíneas, o endotélio, a ativação da coagulação e da inflamação, a vasomotricidade, etc. ʻNa fase de um enfarte cerebral numa criança com doença falciforme, o tratamento baseia-se numa transfusão de troca urgente, seguida da implementação de uma estratégia de prevenção secundária. O rastreio da vasculopatia cerebral falciforme é efectuado através de um Doppler transcraniano anual, sistemático a partir dos 2 anos de idade, permitindo a estratificação do risco. As crianças de alto risco têm então uma prevenção primária baseada em transfusões de troca mensais, que reduzem drasticamente o risco de AVC clínico. A prevenção secundária após um primeiro AVC baseia-se igualmente num programa de transfusões mensais. Estas terapias eficazes são, no entanto, restritivas e têm efeitos secundários significativos, o que leva à procura de estratégias alternativas. Do mesmo modo, os enfartes silenciosos podem progredir apesar da troca de transfusões, estando em curso estudos para avaliar outras estratégias terapêuticas.

c) Osteonecrose :

As principais articulações envolvidas são as ancas e os ombros. Estas necroses são inicialmente assintomáticas, causando depois dor e incapacidade funcional. A osteonecrose da cabeça do fémur é raramente diagnosticada em crianças; a sua prevalência é baixa em crianças e aumenta progressivamente com a idade.

d) Retinopatia Visão geral anatómica do globo ocular

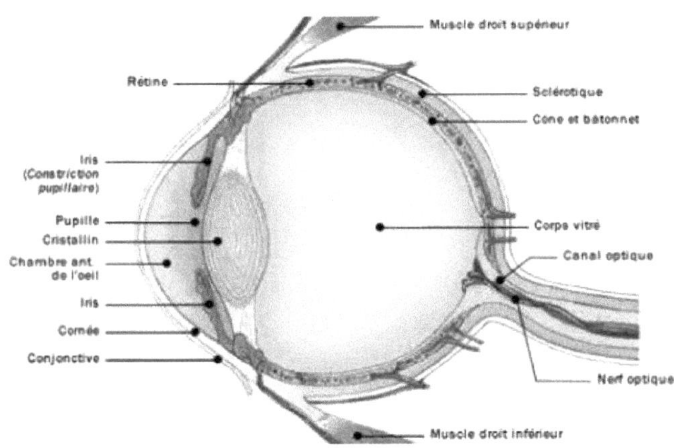

Figura 1: Secção transversal de um globo ocular

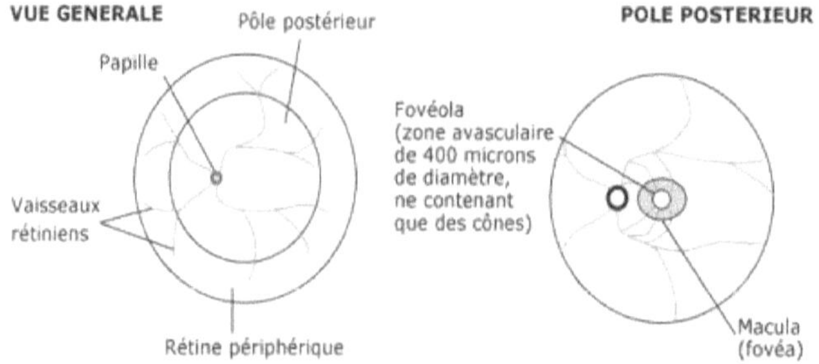

Figura 2. Vista geral do pólo posterior do globo ocular.

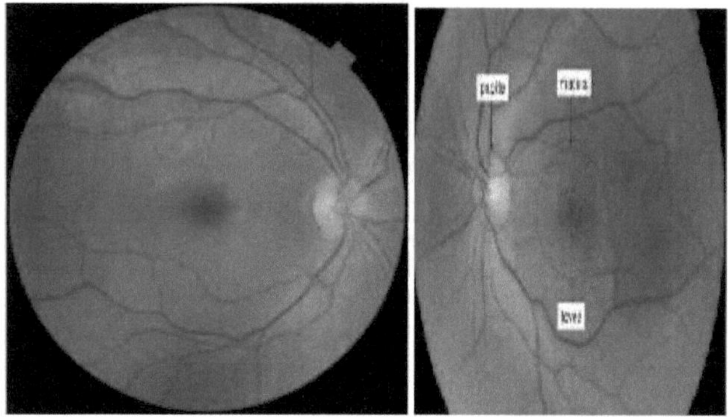

Figura 3: Imagens de um fundo de olho normal.

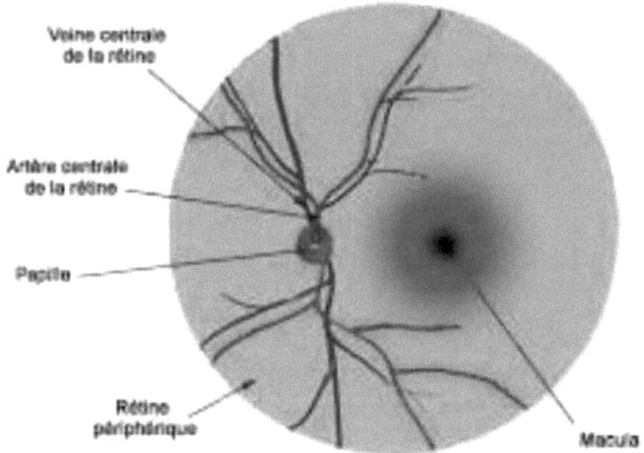

Figura 4: Diagrama de um fundo de olho normal

d.1. Etio-fisiopatogenia :

- **A retinopatia falciforme** deve-se a alterações nos parâmetros que

34

influenciam o fluxo sanguíneo nos capilares da retina:

J **Caraterísticas celulares dos glóbulos vermelhos**

J **Deformabilidade da sua membrana**

J **Viscosidade intrínseca**

• O ponto de partida da retinopatia falciforme: fenómenos **vaso-oclusivos microvasculares na periferia da retina**

• Produção de factores de angiogénese

• Associação do VEGF e do eFGF com a formação de neovasos na retinopatia falciforme

• Durante o curso natural da doença, há uma progressão da retinopatia proliferativa com a idade, independentemente do genótipo.

• Os neovasos podem evoluir para enfarte, o que se deve a três mecanismos:

J Oclusão dos vasos de alimentação

J Tração vitreorretiniana com alterações hemodinâmicas

J A ocorrência de hemorragia intravítrea ou descolamento da retina, vaso-oclusão capilar e pré-capilar.

• O neovaso é então constituído por uma **membrana fibrovascular**, uma retração da matriz de colagénio e elementos perivasculares.

As oclusões vasculares da retina, causadas pela falcização dos glóbulos vermelhos, são as principais complicações oculares da doença.

A anemia falciforme é também causada pela destruição de glóbulos vermelhos anormais, o que provoca fadiga grave, tonturas e falta de ar.

d.2. Complicações oculares em doentes drepnocíticos

• Foram descobertos há relativamente pouco tempo

• As complicações proliferativas da retina são as mais comuns.

• A hemoglobinopatia SC é a causa mais comum de complicações da retina

• As oclusões vasculares da retina, causadas pela falcização dos glóbulos vermelhos, são as principais complicações oculares da doença.

• **A retinopatia falciforme** afecta principalmente a periferia da retina, mas o pólo posterior também pode ser afetado.

• A retinopatia falciforme resulta da oclusão dos capilares periféricos devido **à doença falciforme, que é o primum movens da** doença.

• **Capilaropatia isquémica periférica**

• As lesões começam mais frequentemente na periferia, especialmente na região temporal superior.

• Têm um carácter duplo:

J O seu assento não está fixo

J Tendem a estender-se circunferencialmente e atrás do equador.

- Esta retinopatia desenvolve-se em duas fases:

J Modificações não-proliferativas

J Alterações proliferativas (responsáveis, em última análise, pela deterioração da função visual)

- Dois tipos principais de retinopatia falciforme: não-proliferativa e proliferativa
- A natureza proliferativa da doença mostra a extensão do dano ocular:

J após uma fase de isquémia progressiva da retina periférica

J pode levar à formação de neovasos com as suas potenciais complicações: hemorragia no vítreo, descolamento da retina, glaucoma neovascular, etc.

- A lesão papilar deve-se principalmente a **tampões vasculares capilares, neovasos pré-papilares e atrofia ótica.**
- Macular: enfartes agudos ou crónicos, buracos maculares e membranas epimaculares
- Foram registadas tortuosites dos grandes vasos e oclusões da artéria central da retina.
- As estrias angióides são uma associação relativamente frequente.

Recomenda-se uma consulta oftalmológica imediata em caso de :

- **Dor nos olhos ;**
- **Perceção de pontos negros ;**
- **Diminuição súbita da acuidade visual.**

Recomenda-se um controlo anual por um oftalmologista com experiência em patologia da retina a partir dos 6 anos de idade para os **doentes com SC e** dos 10 anos para os **doentes com SS.**

- Em caso de **retinopatia proliferativa,** é proposta **a fotocoagulação por laser**.
- No caso das **doenças não-proliferativas da retina**, as indicações de tratamento são mais variáveis devido à elevada taxa de regressão espontânea e à ausência de progressão em alguns casos.
- Em caso de **hemorragia vítrea persistente ou de descolamento da retina,** deve ser discutida uma intervenção cirúrgica. Esta cirurgia acarreta um risco elevado de complicações intra-operatórias. Para minimizar estes riscos, recomenda-se uma transfusão de troca pré-operatória.

Retinopatia proliferativa das células falciformes Classificação de **Golberg** Graus de lesão da retina Aspectos da retina

- Fase 1: hemorragia isquémica com sequelas pigmentares.
- Fase 2: aparecimento de anastomoses periféricas.
- Fase 3: proliferação capilar.
- Fase 4: hemorragias na neovascularização capilar.

- Fase 5: descolamento da retina, cecite

e) Doença das células falciformes

Dada a prevalência de dor torácica, mais nos adolescentes do que nas crianças com doença falciforme, recomenda-se a realização de um eletrocardiograma em caso de dor torácica esquerda inexplicada.

A partir dos 6 anos de idade, recomenda-se a realização de uma ecografia cardíaca como parte do exame anual.

As principais complicações cardíacas crónicas são :

- **Hipertrofia do ventrículo esquerdo**
- **Insuficiência cardíaca**
- **Creur pulmonar crónico**

f) Hipertensão arterial pulmonar

Complicações pulmonares e cardíacas Os enfartes pulmonares e as infecções pulmonares repetidas podem levar a insuficiência respiratória crónica e a hipertensão arterial pulmonar Nos adultos, as complicações cardiovasculares crónicas são a segunda principal causa de morte.

g) Hepatopatia

A litíase biliar resultante da hemólise maciça e da sobrecarga de ferro é a consequência de transfusões repetidas e a sua importância está correlacionada com o número de concentrados eritrocitários transfundidos e com o protocolo de transfusão (transfusões ou trocas).

A ferritinemia é a forma mais simples e menos dispendiosa de estimar a sobrecarga marcial, embora o seu nível possa ser altamente variável e influenciado por numerosos factores, como a inflamação, a citólise, a doença hepática ou a deficiência de vitamina C.

h) Rim de células falciformes

h.1 Principais funções do rim

O rim tem várias funções:

- Purificação dos resíduos metabólicos (azoto e outros resíduos)
- Equilíbrio hídrico e eletrolítico
- Regulação da tensão arterial
- Equilíbrio ácido-base
- Metabolismo fosfocálcico e mineral-ósseo (vitamina D, PTH, FGF-23, Klotho, etc.)
- Funções endócrinas (eritropoietina, vitamina D)
- Metabolismo da glicose (10-20% neoglucogénese, depuração da insulina, insulinases)

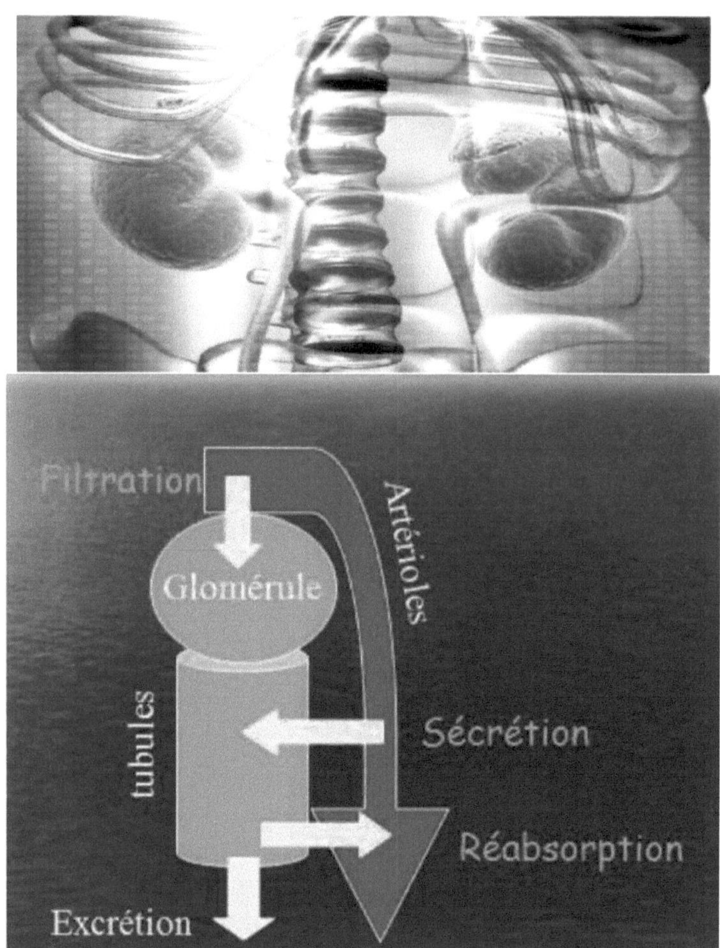

h.2 Nefrónios corticais (capilares peri-tubulares) e nefrónios juxtamedular (vasa reta)

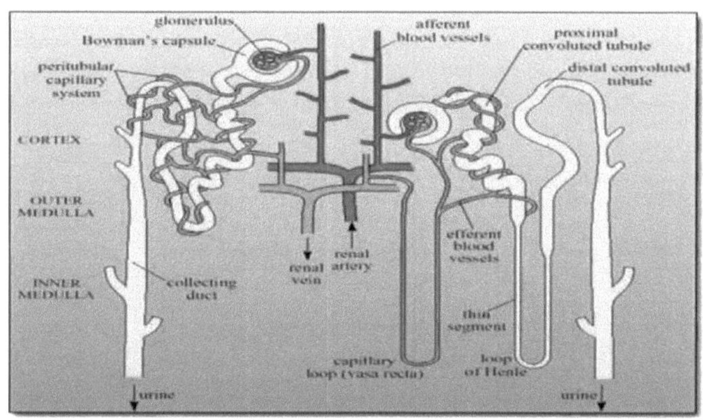

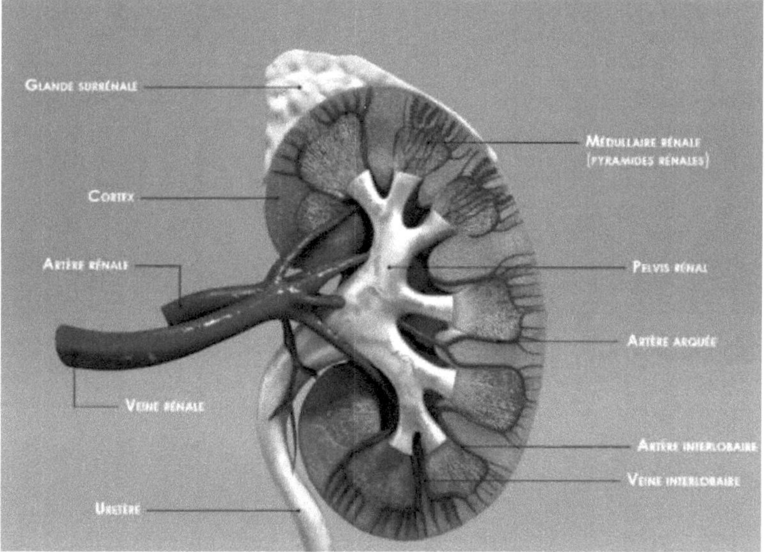

h.3 Modulação da osmolaridade urinária (TCD e TC)

• A urina é hipotónica (cerca de 100 mosmol/L) na extremidade do túbulo contorcido distal (reabsorção de muitos electrólitos a montante no túbulo, cf. receptores NKCC).

• a concentração da urina tem lugar na última parte do nefrónio = tubo coletor, graças à ADH (hormona antidiurética)

• Na presença de ADH, as aquaporinas do tipo 2 são inseridas na membrana apical das células do tubo coletor, tornando o tubo permeável à água.

• A ADH permite assim a reabsorção de água através do epitélio tubular e a concentração passiva da urina, desde que uma força osmótica atraia esta água livre para o interstício, permitindo a sua extração do compartimento urinário.

• Esta força osmótica é possibilitada pelo gradiente córtico-papilar, ou seja, o facto de a osmolaridade intersticial aumentar em direção à profundidade da medula renal (em direção à papila).

h.4 Consequências da falcização e da hemólise crónica

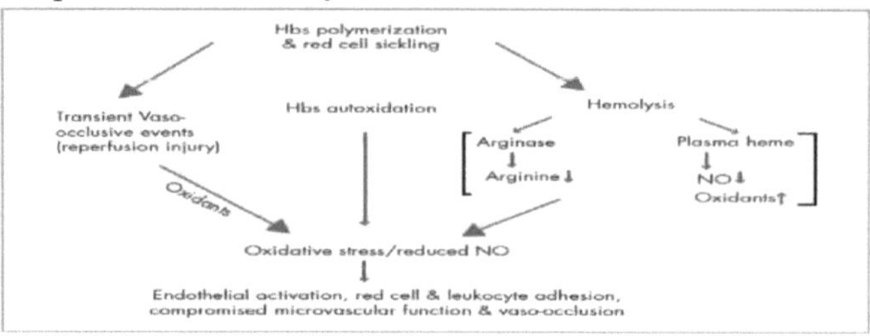

O heme libertado durante a hemólise reage com o NO, desviando-o da sua ação vasomotora.

Do mesmo modo, a arginase hidrolisa a arginina e converte-a em ornitina e depois em ureia, e a arginina é o substrato da NO sintetase em condições normais.

h.5 Consequências da falcização e da hemólise crónica

3 síndromes principais da doença falciforme: **SS homozigótica e S β talassemia composta (β0 ou β+) e SC**

A gravidade da forma talassémica depende da gravidade da mutação β talassémica, sendo S β0 a mais grave.

A gravidade da anemia falciforme é modulada pelos polimorfismos **BCL11a, HBS1l-myb 37, HBG2, HMOX1 e HMOX2, APOL1, deficiência de G6PD** e a-talassémico.

O nível de HbF (substituição normalmente concluída aos 6 meses de vida em AA) depende de

• variantes dos genes BCL11a e HBS1l-myb 37

• HBG2, cfr "polimorfismo de nucleótido único" (SNP) = locais onde a sequência do ADN genómico de uma determinada percentagem de indivíduos da população difere numa única base.

HMOX = fator limitante no catabolismo do heme e papel na citoprotecção

Deficiência de G6PD ^acentuação da hemólise As variantes de APOL1: G1G1, G2G2 e G1G2 têm um risco maior do que G0G0,

G1G0 e G2G0 (X10 o risco de GSFS)

h.6 Factores que aumentam a produção de radicais livres

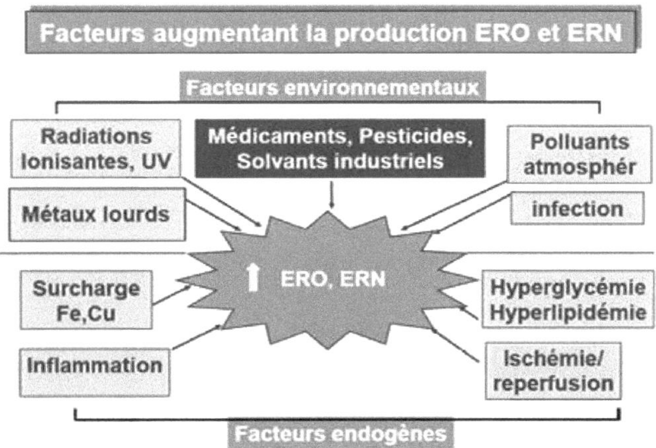

h.7 Patogénese do stress oxidativo na doença falciforme

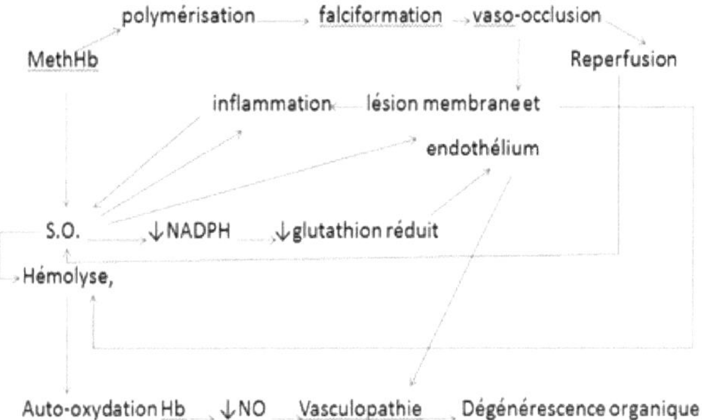

h.8 Mecanismos de stress oxidativo

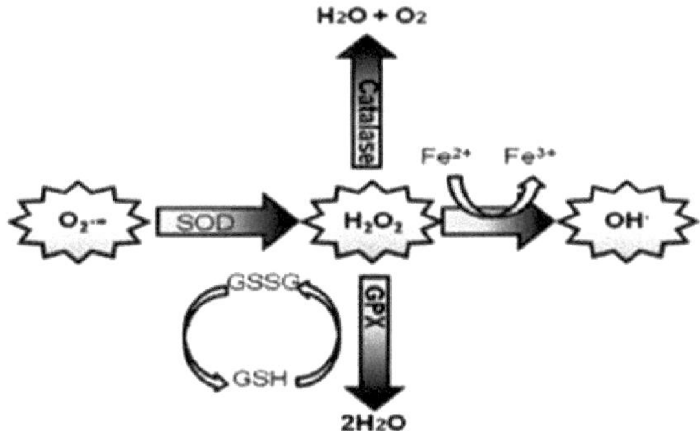

O mecanismo de defesa antioxidante é reduzido porque o H2O2 reage com o ferro (reação de Fenton) em vez de ser utilizado pela catalase e pela GPX ^

produção do radical hidroxilo.

Este stress oxidativo aumenta na doença falciforme devido à hemólise, que liberta ferro, mantendo assim um círculo vicioso.

h.9 Sinais da doença falciforme

* Hiperfiltração glomerular (limiar de TFG > 140 ml/min H e > 130 ml/min F)
* Microalbuminúria ou proteinúria
* Insuficiência renal crónica (a taxa de progressão pode atingir 3 - 5 ml/min/ano)
* Ao contrário da maioria das doenças renais crónicas, a tensão arterial mantém-se frequentemente baixa

h.10 Funções tubulares proximais perturbadas

Funções dos túbulos proximais	Alterações na doença falciforme
Reabsorção de fosfatos	Aumento
Reabsorção e secreção de ácido úrico	Estudos contraditórios (para uns => aumento da reabsorção, para outros => aumento da secreção)
Reabsorção de proteínas BPM	Aumento
Reabsorção de água e Na+.	Desconhecido
Reabsorção de Ca2+	Desconhecido
reabsorção de Mg2+	Desconhecido
Reabsorção de bicarbonato	Desconhecido
Reabsorção da glucose	Normal ou aumentado
Reabsorção de aminoácidos	Normal ou aumentado
Secreção de creatinina	Desconhecido
Hidroxilação do calcitriol	Normal
Amoniogénese	Desconhecido

A nefropatia falciforme é frequente (79%), os adultos homozigóticos falciformes têm micro ou macroalbuminúria (40% dos doentes com 40 anos têm proteinúria) e, na mesma idade, 5% a 18% estão na fase de insuficiência renal) Envolvimento glomerular e tubular misto O envolvimento glomerular é provavelmente multifatorial:

* efeito da hiperfiltração, frequentemente importante na infância e secundária a anemia crónica,
* hipertrofia glomerular,
* glomeruloesclerose segmentar e focal,
* glomerulonefrite com depósitos de imunocomplexos,
* hemossiderose A lesão tubular, cuja principal manifestação é a falta de

concentração e a acidificação da urina, pode ser secundária a uma redução nefrótica profunda justamedular devido a danos na microvascularização local.

Existem também :

- **Hipostenúria, enurese :**

A diminuição da concentração máxima de urina (hipostenúria) é constante em crianças com doença falciforme. É responsável por :

- risco de desidratação, que pode ser evitado através da ingestão de líquidos em abundância

- enurese, muitas vezes prolongada até à adolescência, para a qual não existem modalidades de tratamento específicas da doença falciforme, para além do facto de a desmopressina ser ineficaz e de a restrição de líquidos estar contra-indicada.

- **Hematúria :**

Em caso de hematúria macroscópica, efetuar uma ecografia vesico-renal com Doppler. O tratamento recomendado combina repouso na cama e manutenção de um débito urinário elevado.

Existem várias causas possíveis: tuberculose ou bilharziose renal, necrose papilar, litíase renal ou do trato urinário, trombose dos vasos do rim e, excecionalmente, carcinoma medular renal.

- **Insuficiência renal crónica:**

Recomenda-se o controlo da microalbuminúria uma vez por ano. Em caso de proteinúria persistente, recomenda-se uma consulta nefrológica para discutir a indicação de uma biopsia renal.

1) **Úlceras nas pernas:**

Úlceras da perna As úlceras da perna são raras nas crianças, mas podem ocorrer nos adolescentes. Localizam-se na região do tornozelo e são favorecidas por traumatismos. São difíceis de curar, geralmente recidivam e podem ser fonte de infeção.

A oclusão vascular após a polimerização da hemoglobina é um fator na OVC, o tecido cutâneo não é bem perfundido e a isquémia deste tecido leva a soluções de continuidade da pele sem possibilidade de cicatrização espontânea.

Não existem recomendações específicas para o tratamento de úlceras nas pernas em crianças com doença falciforme. Recomenda-se aconselhamento dermatológico especializado.

São propostas as seguintes medidas:

- **repouso no leito com elevação** do membro afetado;
- **limpeza diária com soro fisiológico** e aplicação **de pensos** de acordo

com as caraterísticas da úlcera (não pode ser recomendado nenhum penso específico para a anemia falciforme);

- **tratamento analgésico eficaz** para pensos;
- **não são recomendados anti-sépticos e antibióticos locais;**

+ **Antibioticoterapia por via geral, adaptada ao germe encontrado em caso de superinfeção agudaK**

Em suma:

Os ataques vaso-oclusivos danificam os órgãos em que ocorrem: a falta de oxigénio devido ao ataque faz com que as células morram por asfixia. À medida que estes ataques se repetem, formam-se pequenas áreas de tecido morto (cicatrizes) e o órgão afetado acaba por se tornar menos eficiente. Dependendo do órgão afetado, os sintomas destas complicações crónicas variam:

- **nas articulações**, podem aparecer sinais de osteoartrite, com desgaste da cartilagem;
- **Nos ossos**, podem aparecer zonas de fragilidade (necrose), por exemplo na cabeça do fémur ou na cabeça do úmero, a partir dos 12 anos. A osteoporose também é mais frequente.
- **nos pulmões**, pode desenvolver-se hipertensão arterial pulmonar, causando falta de ar ao esforço;
- A anemia crónica obriga-o a contrair-se mais frequentemente, o que, com o tempo e com problemas circulatórios, pode prejudicar a sua eficácia;
- a insuficiência renal pode desenvolver-se progressivamente;
- **nos vasos do pénis**, cerca de metade dos homens (e gargões) com anemia falciforme têm erecções inesperadas que podem durar várias horas, ou mesmo vários dias, e que são muito dolorosas (ataques de "priapismo"). É então necessário um tratamento médico de urgência.

Podem também ser observadas outras complicações associadas às crises vaso-oclusivas: úlceras nas pernas, cálculos na vesícula biliar, mau funcionamento do fígado, etc. As crianças que sofrem de anemia falciforme podem também apresentar um ligeiro atraso de crescimento.

III.2.3 Gestão terapêutica de uma crise vaso-oclusiva

O tratamento de uma crise vaso-oclusiva simples tem 2 componentes: o tratamento analgésico e o tratamento dos factores que favorecem a falcização, como descrito acima.

Controlo da dor:

A OVC provoca uma dor óssea muito intensa, igual ou mesmo superior à de uma fratura óssea. A resposta terapêutica deve, por conseguinte, situar-se ao mesmo nível e requer, em todos os casos, analgésicos importantes como a morfina.

1. Morfina durante a CVO

O princípio do tratamento com morfina durante a OVC consiste em levar rapidamente o doente a um alívio efetivo da dor, saturando o mais possível os receptores nociceptivos. Para o efeito, é útil a titulação da morfina, utilizando bolus iterativos até se obter um alívio satisfatório da dor (VAS < 4). Posteriormente, a morfina será administrada pelo doente utilizando uma seringa de analgesia controlada pelo doente (PCA).

. Administração de morfina durante a CVO

- Titulação inicial: bólus de 0,1 mg/kg e depois 2 a 3 mg a cada 15' até VAS < 4.
- Utilização de uma seringa eléctrica em modo PCA com um bólus de 2 a 3 mg de 15 em 15 minutos, com uma dose máxima de 16 mg por 4 horas.
- Monitorizar a frequência respiratória e a escala de sedação durante a titulação. Em caso de sedação completa e/ou FR <10/mn: interromper a titulação. Uma ampola de naloxona deve ser mantida sempre à mão.
- É obrigatória a utilização de uma válvula anti-refluxo com a seringa de autopush.

2. Tratamentos analgésicos associados

- Paracetamol oral na dose máxima, ou seja, 4 g por 24 h, na ausência de contra-indicações (insuficiência hepática, consumo importante de paracetamol nos cuidados pré-hospitalares).
- Cloridrato de nefopam (acupan®) 20 mg 4 vezes por dia, por via intravenosa, de forma contínua ou descontínua, ou por via oral, com açúcar (contraindicado em caso de antecedentes de crises epilépticas).
- Não associar tramadol com paracetamol codeína ou tramadol com morfina ou paracetamol codeína e morfina.
- Os anti-inflamatórios não esteróides não têm eficácia comprovada no COV e estão contra-indicados em caso de suspeita de infeção ou desidratação. São proibidos durante o terceiro trimestre de gravidez. Pensa-se que os AINEs são úteis principalmente em ataques monofocais.

Correção dos factores que favorecem as QVO

- Hidratação: por via venosa, soro fisiológico 1 litro em 12 horas, depois G5% com Nacl 4g/l e KCL 2 g/l para um volume diário de cerca de 2 litros.
- Alcalinização: com 0,5 litros de água de Vichy por dia, por via oral.
- Oxigenoterapia: em caso de dor torácica ou de saturação < 96%, com o objetivo de atingir uma saturação > 97%.
- Controlo da hiperviscosite: se a hemoglobina no serviço de urgência for > 11 g/dl, deve ser efectuada uma sangria.

• Tratamento da ansiedade: dicloridrato de hidrozina (atarax®) 25 a 100 mg por dia, conforme necessário. - Cinesiterapia respiratória de incentivo com um dispositivo para evitar atelectasias, como o respiflo.

A maioria das OVCs simples, ou seja, aquelas sem evidência de síndrome torácica, não requerem transfusão ou troca de transfusão.

Indicações para a troca de transfusões em situações de emergência

• Acidente vascular cerebral (AVC);

• Síndrome torácica aguda (SCA) grave ;

• Crise vaso-oclusiva prolongada (> 8 dias);

• Priapismo agudo tratado tardiamente (mais de 3 horas);

• Insuficiência multivisceral ;

• Infeção intercorrente grave;

• Qualquer complicação intercorrente grave que possa pôr em causa o prognóstico vital ou funcional.

III.2.4. Critérios para regressar a casa durante uma CVO

• Sem febre. - Sem dores no peito.

• FR < 20/min.

• Não tomar injecções de morfina durante mais de 8 horas.

CAPÍTULO IV

SÍNDROME FALCIFORME

IV .1. Sinais clínicos

• Os sintomas surgem após os 6 meses de idade.

• Principais sinais: ataques dolorosos recorrentes, anemia crónica, esplenomegalia e, frequentemente nas crianças, atraso de crescimento ou desnutrição.

• ʾAs complicações graves, como o acidente vascular cerebral, a infeção fulminante e a síndrome torácica aguda, põem a vida em risco.

• Nas populações afectadas pela doença, o diagnóstico é feito com base em sinais familiares.

ʾIV.2 Acontecimentos agudos graves

IV.2.1. Crise vaso-oclusiva dolorosa (CVO)

• Em crianças com menos de 2 anos: síndroma mão-pé ou dactilite (vermelhidão dolorosa dos pés ou das mãos).

• Em crianças com mais de 2 anos e adultos: dor ждиё, especialmente nas costas, peito, abdómen (pode parecer um abdómen agudo) e membros.

• A CVO manifesta-se através do comportamento das crianças pequenas: recusa em andar, irritabilidade, falta de apetite, choro, gemidos quando tocadas, etc.

• Procure uma infeção associada que possa ter despoletado o ataque.

• Em caso de dor óssea confinada a uma única zona que não responde aos analgésicos (ou claudicação persistente nas crianças), com febre e eritema ou erupção cutânea, pensar em **osteomielite**.

IV.2.2. Febre

Em particular, procurar: pneumonia, celulite, meningite, osteomielite, septicemia (os doentes são particularmente susceptíveis a infecções, especialmente pneumocócicas, mas também meningocócicas e *Haemophilus influenzae*, por exemplo); malária.

IV.2.3. Anemia (ŭðuë grave

• ʾAnemia crónica frequentemente complicada por ataques anémicos agudos com fadiga, calor nas conjuntivas e nas palmas das mãos, falta de ar, taquicardia, síncope e insuficiência cardíaca.

• A anemia aguda grave pode ser devida a um :

ʾo Hemólise; iigiica, frequentemente associada à malária com: febre, hemoglobinúria (urina escura), iterícia conjuntival.

o Sequestro esplénico (retenção de glóbulos vermelhos no baço), frequente em crianças de 1 a 4 anos: aumento súbito do volume do baço, dor no quadrante superior esquerdo, trombocitopenia. Pode provocar um choque.

o Crise aplástica (insuficiência transitória da produção de glóbulos vermelhos): baço impalpável, **ausência de reticulócitos**.

Quadro comparativo entre uma crise de hiperhemólise e um sequestro esplénico

Sinais	Seq.spl crise	Ataque HyperH
Ictere	+ / não	++++
Hb	< 5 g/dl	< 3 g/dl (colapso brutal
Hepatomegalia Inchaço abdominal	+ Tres aumenta volume	de Legerement/não
PC e outras membranas mucosas	do ++	++++
Astenia física	+	Letargia ou apatia
Sinais de choque	+ de acordo com anemia	grau +++ de acordo com o grau anemia
Reticulócitos	++ Em função do início da crise	++++ de acordo com o início da crise
Urobilinogénio e estercobilinogénio	+ / não	++++

IV. 2.4. *Acidente vascular cerebral (AVC)*

• *O acidente vascular cerebral* é, na maioria dos casos, isquémico (vaso-oclusão dos vasos cerebrais), mas está por vezes associado a uma hemorragia cerebral.

• Perda súbita da função motora ou afasia, tanto em crianças como em adultos.

• Os sinais podem assemelhar-se aos da meningite e da malária cerebral: dor de cabeça, fotofobia, vómitos, rigidez do pescoço, alteração da consciência e sinais neurológicos; raramente, convulsões.

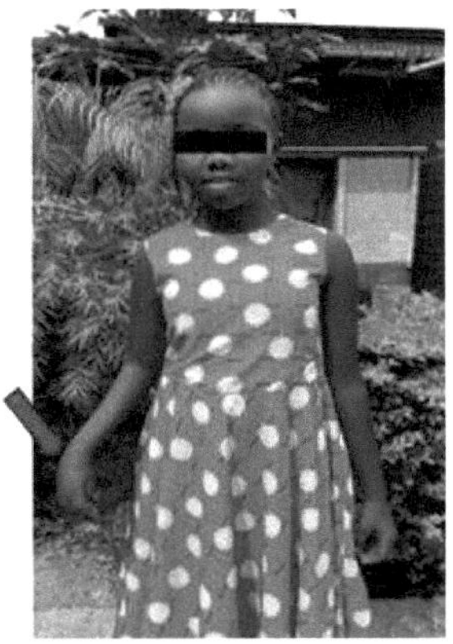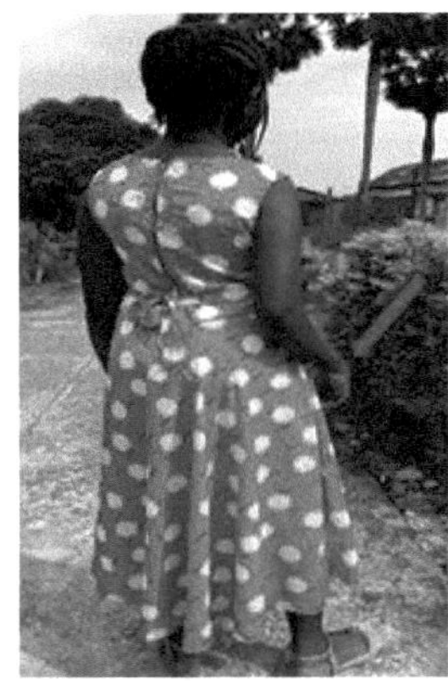

IV.2.5. Síndrome torácica aguda (SCA)

• Dor no peito, taquipneia, dificuldade respiratória, hipoxia; febre (mais frequente nas crianças); opacidade na radiografia do tórax.

• Complicações: insuficiência multivisceral (pulmões, fígado, rins).

IV.2.6. Priapismo

Ereção dolorosa e prolongada, independente de qualquer estimulação sexual, mesmo em rapazes pequenos. Risco de necrose e de disfunção erétil irreversível.

IV.3. Exames laboratoriais e complementares

IV.3.1. Diagnóstico

• A eletroforese de hemoglobina confirma o diagnóstico, mas raramente está disponível.

• Caso contrário, um teste de Emmel positivo (ou teste de falciformação) combinado com sinais clínicos sugestivos reforça a presunção de um diagnóstico.

Estes testes são expressos em função da disponibilidade e da plataforma técnica, mas convém notar que existem vários outros testes, nomeadamente

o Testes de ADN (diagnóstico pré-natal)

o Esfregaço de sangue periférico

o Ensaios de solubilidade

o Eletroforese da hemoglobina (ou focalização isoeléctrica em película fina)

O tipo de testes realizados depende da idade do paciente. O teste de mutação do DNA pode ser usado para diagnóstico pré-natal ou para confirmar o genótipo da anemia falciforme. O rastreio neonatal está disponível na maioria dos estados e inclui a eletroforese da hemoglobina. O rastreio e o diagnóstico em crianças e adultos requerem exame de esfregaço periférico, testes de solubilidade da hemoglobina e eletroforese de hemoglobina.

IV.3.1.1. Diagnóstico pré-implantação

Efectuado no âmbito de um processo de fertilização in vitro, o diagnóstico pré-implantação (DGP) continua a ser um processo longo, complexo e muito regulamentado. Só está previsto para casais com "uma elevada probabilidade de dar à luz uma criança afetada por uma doença genética particularmente grave reconhecida como incurável no momento do diagnóstico", incluindo aqueles que já têm um filho afetado ou, no caso de casais sem filhos, quando ambos os parceiros são conhecidos como portadores saudáveis e se opõem a interromper a gravidez no caso de um diagnóstico pré-natal "convencional" revelar um feto afetado. Neste caso, são produzidos embriões in vitro a partir das células reprodutivas de ambos os progenitores, sendo depois analisado o ADN destes embriões para selecionar os que não apresentam a mutação. Estes são depois implantados na mãe.

Na ausência de um diagnóstico perinatal, a doença é mais frequentemente descoberta na infância, raramente mais tarde, exceto no caso de doentes com formas que produzem poucos sintomas ou em pessoas de países menos equipados do ponto de vista médico.

IV.3.1.2. Rastreio pré-natal

A sensibilidade do diagnóstico pré-natal melhorou significativamente desde o desenvolvimento da tecnologia PCR. É recomendado para famílias em risco de anemia falciforme (por exemplo, casais com antecedentes médicos ou familiares de anemia ou de origem étnica sugestiva). As amostras de ADN podem ser obtidas a partir da colheita de vilosidades coriónicas entre a 10ª e a 12ª semana de gravidez. O líquido amniótico também pode ser testado entre as 14 e as 16 semanas. O diagnóstico é importante para o aconselhamento genético.

IV.3.1.3. Rastreio neonatal

O rastreio universal é atualmente recomendado e é frequentemente um de uma série de testes de rastreio neonatal. Para distinguir entre as hemoglobinas (Hb) F, S, A e C, os testes recomendados são a eletroforese da hemoglobina utilizando acetato de celulose ou gelose de citrato ácido, a focalização isoeléctrica em camada fina ou o fracionamento da hemoglobina por cromatografia líquida de alta resolução (HPLC). Os testes devem ser repetidos de 3 a 6 meses para confirmação. Os testes de solubilidade da hemoglobina S não são fiáveis durante os primeiros meses de vida.

IV.3.1.4. Rastreio e diagnóstico em crianças e adultos

Os doentes com história familiar de doença falciforme ou de traço falciforme devem ser testados através de esfregaço periférico, teste de solubilidade da hemoglobina e eletroforese da hemoglobina.

Em doentes com sintomas sugestivos da doença ou das suas complicações (por exemplo, crescimento deficiente, dor óssea, iigúria inexplicada, especialmente nos dedos, necrose asséptica da cabeça do fémur, necrose inexplicada da cabeça do fémur, dor de cabeça inexplicável) 'Em doentes com sintomas sugestivos da doença ou das suas complicações (por exemplo, crescimento deficiente, dor óssea, iiguc inexplicada, especialmente nos dedos, necrose asséptica da cabeça do fémur, hematúria inexplicada) e em doentes de origem africana com anemia normocítica (especialmente na presença de hemólise), devem ser realizadas investigações para a anemia hemolítica, eletroforese de hemoglobina e testes de glóbulos vermelhos falciformes. Na doença falciforme, a contagem de glóbulos vermelhos situa-se normalmente entre 2 e 3 milhões/microL (2 e 3 x 1012/L), com uma hemoglobina proporcionalmente reduzida; as células são normocíticas (a microcitose sugere uma alfa ou beta-talassemia concomitante). Os glóbulos vermelhos nucleados aparecem frequentemente no sangue periférico e a reticulocitose >10% é comum. Os esfregaços de sangue, após coloração, podem mostrar apenas algumas células falciformes (glóbulos vermelhos em forma de crescente, muitas vezes com extremidades alongadas ou pontiagudas).

A doença falciforme homozigótica distingue-se das outras hemoglobinopatias falciformes pela eletroforese, que mostra apenas hemoglobina S com uma quantidade variável de Hb F. Nos heterozigóticos, a eletroforese mostra a presença de mais Hb A do que Hb S. A hemoglobina S deve ser distinguida de outras hemoglobinas com um aspeto electroforético semelhante, demonstrando a morfologia patognomónica dos glóbulos vermelhos.

A biopsia da medula óssea não é utilizada para o diagnóstico. Se for realizada para excluir outras doenças, mostra hiperplasia, predominantemente eritroblastos; a medula óssea pode tornar-se aplástica durante períodos de doença falciforme ou de infeção grave. A taxa de sedimentação de eritrócitos, se efectuada para excluir outras doenças (por exemplo, artrite reumatoide juvenil que causa dores nas mãos e nos pés), é baixa.

As radiografias do esqueleto, se solicitadas por outro motivo, podem mostrar um diploide aumentado no crânio e um aspeto "em forma de cerda" dos tractos ósseos. Os ossos longos apresentam frequentemente adelgaçamento das corticais, irregularidades na densidade e sinais de neoformação óssea no canal medular.

A hematúria inexplicada, mesmo num doente que não seja a priori suspeito de ter doença falciforme, deve levantar imediatamente a possibilidade de doença falciforme.

Quadro resumo dos principais componentes da hemoglobina

Hb A	a2в2	Hemoglobina normal
Hb A2	a28 2	Aumento na в-talassemia
HB C	a2в c 2	Hemoglobina falciforme devido a uma mutação C no gene da в-globina
HB F	a2Y2	Hemoglobina livre (fator de proteção se > 5%)
HB S	a2в s 2	Hemoglobina falciforme devido a uma mutação S no gene da в-globina

IV . 3.2. Diagnóstico e avaliação inicial

V   V.3.2.1. Caraterísticas gerais

O diagnóstico baseia-se num teste de hemoglobina, que deve ser efectuado 3 meses após uma transfusão e de acordo com as recomendações da Sociedade Francesa de Biologia Clínica (SFBC).

O método de referência para o diagnóstico é atualmente a isoelectrofocalização, que substitui a eletroforese em acetato de celulose a pH alcalino. Pode separar hemoglobinas de migração idêntica e de pH isoelétrico diferente com boa sensibilidade e especificidade. A eletroforese em ágar-citrato a pH ácido é o complemento indispensável.

O teste de solubilidade demonstra a polimerização in vitro da HbS. As diferentes fracções de Hb são quantificadas por cromatografia líquida de alta resolução (HPLC).

Estas quatro técnicas são conhecidas como estudos de hemoglobina. A análise confirma a ausência de HbA (exceto em doentes Se+talassémicos), a presença de HbS e/ou HbC, e indica a proporção de HbA2 e HbF. Para interpretar os resultados, é necessário efetuar um hemograma e uma avaliação marcial do sangue.

Deve ser efectuado um estudo molecular dos genes da globina logo que surja uma ambiguidade diagnóstica, apesar dos dados do estudo da Hb dos pais.

VI .3.2.2 Objectivos específicos de diagnóstico

* Estabelecer o diagnóstico.
* Efetuar a avaliação inicial.
* Anunciar o diagnóstico e apresentar os vários aspectos do tratamento.
* Propor um estudo familiar e fornecer informações genéticas.

IV.3.2.3 Profissionais envolvidos

Os cuidados prestados aos adultos com doença falciforme, coordenados por um médico especialista na gestão da doença falciforme, envolvem um grande número de profissionais de saúde no tratamento e gestão das complicações agudas e crónicas.

• Para os cuidados regulares: internista, hematologista, clínico geral, médico de urgência, radiologista, nefrologista, cardiologista, neurologista, urologista, oftalmologista, gastroenterologista, otorrinolaringologista, estomatologista, ginecologista, pneumologista, dermatologista, hemobiologista, psicólogo e psiquiatra, enfermeiro, fisioterapeuta, assistente social.

• Para um tratamento mais ocasional: anestesista de cuidados intensivos, cirurgião visceral, ortopédico ou plástico, geneticista, hematologista especializado em transplantes de células estaminais hematopoiéticas.

• O médico de família participa nos cuidados globais do doente, nomeadamente na execução do programa de vacinação, no acompanhamento das complicações e no apoio psicológico.

IV.3.2.4 Avaliação dos agravamentos

No doente com anemia falciforme conhecida que apresenta crises agudas com dor, febre ou outros sinais de infeção, deve suspeitar-se de uma crise aplástica e solicitar um hemograma completo e uma contagem de reticulócitos. Uma contagem de reticulócitos < 1% sugere uma crise aplástica, particularmente quando a hemoglobina cai abaixo do nível habitual do paciente.

Durante uma crise dolorosa sem aplasia, a contagem de glóbulos brancos aumenta, muitas vezes com um desvio para a esquerda no padrão citológico, particularmente no caso de infeção bacteriana. A contagem de plaquetas está normalmente aumentada, mas pode diminuir na síndrome torácica aguda. A bilirrubinemia está normalmente elevada (por exemplo, 2-4 mg/dL [34-68 micromoles/L]) e a urina pode conter urobilinogénio.

Em caso de dor torácica ou de dificuldades respiratórias, deve suspeitar-se de síndrome torácica aguda e de embolia pulmonar; é necessário efetuar uma radiografia torácica e uma oximetria de pulso. Uma vez que a síndrome torácica aguda é a principal causa de morte na doença falciforme, o reconhecimento e o tratamento precoces são fundamentais. A hipoxemia ou infiltrados parenquimatosos pulmonares na radiografia de tórax são sugestivos de síndrome torácica ou pneumonite aguda. A hipoxemia sem infiltrados pulmonares sugere embolia pulmonar.

Em caso de febre, suspeita de infeção e síndroma torácico agudo; são realizadas culturas, radiografia torácica e outros testes de diagnóstico adequados.

IV. 3.2. Prognóstico da doença falciforme

A compreensão e o nível de conhecimento sobre a doença, os avanços no conhecimento científico sobre os factores que contribuem para os ataques e complicações e os avanços científicos no tratamento da doença falciforme fizeram com que a esperança de vida dos doentes homozigóticos tenha aumentado de forma constante, atingindo atualmente mais de 50 anos. As causas frequentes de morte incluem síndromes torácicas agudas, infecções intercorrentes, embolia pulmonar, enfarte de um órgão vital, hipertensão arterial pulmonar e doença renal crónica.

IV. 3.3. *Gestão dos acontecimentos agudos graves*

As indicações para a hospitalização são :

* Suspeita de infecções graves (incluindo infecções sistémicas);
* Crises aplásticas ;
* Síndromes torácicas agudas e ;
* Muitas vezes, a dor é intratável ou são necessárias transfusões.

A febre, por si só, pode não ser um motivo para hospitalização. No entanto, os doentes que parecem estar gravemente doentes e cuja temperatura é > 38°C devem ser internados no hospital para que se possam obter culturas e administrar antibióticos intravenosos.

IV.3.3.1. Crise vaso-oclusiva dolorosa (CVO)

- Dor moderada (em casa) :

o Hidratação oral abundante (água, caldo, sumo, leite de coco): pelo menos 100 ml/kg/dia nas crianças e 50 ml/kg/dia nos adultos (2,5 a 3 litros/dia);

o Compressas quentes (o frio não é recomendado);

o Analgésicos de nível 1 (paracetamol, ibuprofeno) e analgésicos de nível 2 (tramadol);

o Se a dor não for controlada em casa no prazo de 24 horas, procure tratamento de emergência.

- Dor intensa ou falha do tratamento analgésico em casa (no hospital): o Hidratação por via oral (como acima); se o doente não conseguir beber o suficiente, hidratação por via intravenosa; se ocorrer desidratação, gerir de acordo com o nível de desidratação;

o Analgésicos de nível 3 (morfina) ;

o Sem antibióticos na ausência de febre; sem transfusão numa CVO isolada.

Para tratar a dor em função da sua intensidade.

IV.3.3.2 Febre e infecções

* Hospitalização :

o Todas as crianças com menos de 2 anos;

o Em caso de febre > 38,5°C nas crianças e > 39,5°C nos adultos, ou de deterioração grave do estado geral ou de anemia aguda.

Hidratação por via oral ou intravenosa.

Tratar a malária, se presente.

- Tratar uma infeção bacteriana de acordo com a causa.
- Em caso de sintomas respiratórios, tratar tanto a pneumonia como a ATS.
- Em caso de osteomielite :
o **Ceftriaxona** IV lenta (3 minutos) ou infusão IV (30 minutos)
o Crianças < 40 kg: 50 mg/kg de 12 em 12 horas
o Crianças > 40 kg e adultos: 2 g de 12 em 12 horas
o + **cloxacilina** infusão IV (60 minutos) [c]
o Crianças < 40 kg: 50 mg/kg de 6 em 6 horas
o Crianças > 40 kg e adultos: 3 g de 6 em 6 horas

Administrar este tratamento durante pelo menos 14 dias. Se a evolução for favorável, continuar com a combinação oral durante mais 14 dias:
o **Ciprofloxacina** PO
o Crianças < 35 kg: 15 mg/kg duas vezes por dia
o Crianças > 35 kg e adultos: 500 mg duas vezes por dia
o + **amoxicilina/ácido clavulânico** PO (ver abaixo)
- Se a causa da infeção não for encontrada :
o **Ceftriaxona** IM ou IV lenta (3 minutos) ou infusão IV (30 minutos)
o Criança < 20 kg: 50 mg/kg uma vez por dia (máx. 2 g por dia)
o Crianças > 20 kg e adultos: 1 a 2 g uma vez por dia

Reavaliar após 48 horas:
- Se o doente melhorar (apirético, capaz de beber), retomar o tratamento com :
o **Amoxicilina/ácido clavulânico (co-amoxiclav)** PO durante 7 a 10 dias.
o Utilizar apenas formulações 8:1 ou 7:1. A dose é expressa em amoxicilina:
■ Crianças < 40 kg: 50 mg/kg duas vezes por dia
■ Crianças > 40 kg e adultos :
- Rácio 8:1: 3000 mg por dia (2 comprimidos de 500/62,5 mg 3 vezes por dia)
- Relação 7:1: 2625 mg por dia (1 comprimido de 875/125 mg 3 vezes por dia)

Os doentes com mais de 2 anos de idade sem anemia aguda podem continuar o tratamento em regime ambulatório.

Os doentes com menos de 2 anos de idade ou com anemia aguda, ou cujas famílias não possam assegurar o tratamento e a vigilância no domicílio, recebem tratamento PO no hospital.

- Se o doente não melhorar, continuar a ceftriaxona até ao desaparecimento da febre e, em seguida, iniciar a PO. Monitorizar o desenvolvimento de anemia aguda.

IV.3.3.3 Hemólise aguda
* Hospitalizar.
* Tratar a malária se estiver presente.
* Transfundir um concentrado de glóbulos vermelhos se a Hb for < 5 g/dl ou 2 g/dl ou mais inferior à Hb de base. O objetivo é atingir um nível de 9 g/dl.
o Começar com 10 a 15 ml/kg durante 3 a 4 horas. A título indicativo, 10 ml/kg de concentrado de glóbulos vermelhos aumentam a Hb em 2,5 g/dl.
o Verificar a Hb. Se for necessária uma segunda transfusão, verificar se não há sobrecarga de fluidos.
o Verificar a Hb e a urina (dipstick) nos dias seguintes. Podem ser necessárias novas transfusões se a hemólise persistir.

IV.3.3.4 Crise aplástica
* Hospitalizar.
* Tratar a infeção bacteriana, se associada.
* Transfusão como no caso de hemólise. Verificar a Hb de 2 em 2 dias. O aparecimento de reticulócitos e um aumento progressivo da Hb indica um resultado favorável. Acompanhar até que o doente recupere a Hb de base.

IV.3.3.5 Sequestro esplénico agudo
* Hospitalizar.
* Tratar o choque hipovolémico se estiver presente.
* Monitorizar o tamanho do baço.
* Transfundir se Hb < 5 g/dl. O objetivo é atingir um nível máximo de 7 a 8 g/dl.
* Administrar ceftriaxona como acima descrito.
* Após a melhoria clínica, monitorizar a recorrência (verificar o tamanho do baço).
Nota: a esplenectomia está contra-indicada (elevada mortalidade operatória).

IV.3.3.6 Acidente vascular cerebral
* Hospitalizar.
* O tratamento para o AVC de origem isquémica é a transfusão de troca de emergência para baixar a concentração de HbS. Transferência para um departamento especializado para um tratamento adequado (incluindo a prevenção da recorrência, com programa de transfusão, hidroxiureia).
* Transferência pendente ou se a transferência não for possível :
o Administrar oxigénio contínuo a uma taxa mínima de 5 litros/minuto ou para manter a SpO2 entre 94 e 98%.
o Tratar as convulsões, se presentes.
o Transfundir se Hb < 9 g/dl. O objetivo é atingir um nível de 10 g/dl.

o Após a transfusão, hidratação intravenosa.

IV.3.3.7 Síndrome torácica aguda

• Hospitalizar.

• Monitorizar a SpO2 e administrar oxigénio como no caso de um AVC.

• Hidratação por via oral como no caso da CVO; se o doente não conseguir beber o suficiente, hidratação por via intravenosa enquanto se monitoriza uma possível sobrecarga de fluidos; em caso de sobrecarga de fluidos, administrar uma dose de furosemida por via intravenosa.

• Antibioterapia :

o **Ceftriaxona** IV lenta (3 minutos) ou infusão IV (30 minutos) durante 7 a 10 dias

o Criança < 20 kg: 50 mg/kg uma vez por dia (máx. 2 g por dia)

o Crianças > *20* kg e adultos: 1 a 2 g uma vez por dia

o + **Azitromicina** PO durante 5 dias

o Criança: 10 mg/kg uma vez por dia (máx. 500 mg por dia)

o Adulto: 500 mg tomados uma vez no Dia 1, depois 250 mg uma vez por dia do Dia 2 ao Dia 5

• Transfundir se não houver resposta aos antibióticos e Hb < 9 g/dl.

• Se ocorrer sibilância, tratar com :

o **Salbutamol** aerossol (100 microgramas/puff)

o Crianças e adultos: 2 a 4 inalações através de uma câmara de inalação a cada 10 a 30 minutos, se necessário.

• Incentivar a respiração profunda (espirometria de incentivo uma vez por hora).

• Tratamento da dor.

IV.3.3.8 Priapismo

• Hidratação por via oral como no caso de uma CVO; hidratação intravenosa, se necessário, e controlo de qualquer desidratação.

• Incentivar a micção, aplicar compressas quentes e tratar a dor.

• Ereção > 4 horas: considerar transfusão e encaminhar para cirurgia.

IV.4. Prevenção de complicações

Algumas complicações podem ser evitadas através da educação do doente/família, do tratamento preventivo e da monitorização regular.

A melhor forma de o conseguir é através do cumprimento rigoroso das 10 regras de ouro para a doença falciforme.

10 regras de ouro para quem sofre de doença falciforme para reduzir o número de ataques e complicações

1. **Prevenção de infecções**: Assegurar a limpeza (cumprimento das regras

de higiene, nomeadamente a higiene pessoal);

2. **Controlo da temperatura:** (para evitar a febre), é necessário ter um termómetro em casa;

3. **Faça tudo o que for necessário para baixar a febre, sobretudo se atingir 38,5°C,** dê paracetamol ou uma compressa húmida e consulte o seu médico o mais rapidamente possível;

4. **Alimentar-se bem:** Assegure-se de que o seu filho tem uma alimentação equilibrada em termos de qualidade e de quantidade: pão e leite de manhã, farinha de mandioca, legumes, carne e fruta ao almoço e à noite. Deve, por conseguinte, velar por que a alimentação forneça um maior aporte de folato, ferro e proteínas. ..;

5. **Evitar a desidratação:** Beber muita água, especialmente durante os ataques, 1 a 1,5 litros por dia para as crianças e 2,5 a 3 litros por dia para os adultos;

6. Os doentes com células falciformes devem evitar grandes esforços físicos. Por exemplo, não devem ser autorizados a lavrar, carregar pesos pesados, etc. Podem praticar desporto, mas devem evitar desportos de competição;

7. **Verificar os sinais de hemólise:** observar a cor dos olhos e da urina, a iterícia das conjuntivas bulbares e o calor das conjuntivas palpebrais e das outras mucosas, que são sinais de destruição dos glóbulos vermelhos;

8. **Não impedir a circulação:** evitar tudo o que possa abrandar ou bloquear o fluxo sanguíneo, como roupas ou cintos demasiado apertados, ou pernas cruzadas ou dobradas durante longos períodos de tempo, como acontece frequentemente nos táxis de muitos países africanos, os "fulafula", cheios de passageiros... ;

9. **Nunca ficar sem oxigénio:** Evite salas mal ventiladas onde o doente com células falciformes possa ficar sem oxigénio e evite locais como agências funerárias ou salas onde haja fumo;

10. Por último, o **acompanhamento regular:** é necessário manter as consultas de controlo regulares no centro de saúde ou com o seu médico. Os controlos regulares são uma garantia de bom acompanhamento... e de boa saúde.

Alimentos a evitar se tiver doença falciforme:
Não coma ovos crus ou mal cozinhados. Alguns molhos podem conter ovos crus, incluindo o molho holandês caseiro, Cesar e outros molhos caseiros, tiramisu, gelado caseiro, maionese caseira, massa de biscoito e glacês.

IV.5. É possível viver melhor com uma criança com doença falciforme :

A anemia falciforme é uma doença genética hereditária que se manifesta mais frequentemente na primeira infância. Tanto para a criança como para os pais, o dia a dia pode ser muito difícil. O nosso objetivo é responder às perguntas que atormentam muitos pais.

a) É provável que o nosso filho tenha uma vida longa?

Sim, desde que um certo número de regras de estilo de vida seja seguido à risca e que os factores que favorecem as convulsões sejam evitados. Ele viverá tanto tempo como uma pessoa normal.

b) O nosso filho pode frequentar a escola normalmente?

A frequência da escola não é contra-indicada para crianças com doença falciforme, mesmo que haja menos supervisão parental. O seu intelecto não é afetado pela doença. No entanto, é provável que a criança falte à escola em caso de crise, pelo que é aconselhável informar os funcionários da escola sobre o estado de saúde do seu filho, para que possam aprender a reagir melhor em caso de crise.

c) Estamos cansados de várias hospitalizações. O que é que podemos fazer?

É possível limitar a frequência dos internamentos hospitalares por convulsões actuando sobre os factores que as desencadeiam:

• **Fadiga:** pode ser explicada por uma anemia (redução anormal do número de glóbulos vermelhos) e pode resultar de um esforço físico prolongado e intenso, que exige um consumo elevado de oxigénio.

• **Hipóxia** (redução da quantidade de oxigénio fornecido aos órgãos pelo sangue). A hipóxia pode ser prevenida evitando determinadas situações, como estadias a grande altitude (acima de 1500 m) onde o oxigénio é escasso, exercício físico intenso e prolongado, locais com má qualidade do ar, fumo e produtos do tabaco, aviões com pouca pressão, etc.

• **Abrandamento da circulação sanguínea**: Pode criar estase (os glóbulos vermelhos permanecem num local e favorecem a crise). Este abrandamento pode ser causado por :

o **Frio**: contrai os pequenos vasos sanguíneos e torna a circulação sanguínea mais lenta;

o **Vida em altitude**: em geral, faz sempre frio quando se vive em altitude;

o **Roupas demasiado apertadas** ou posições que impedem a circulação sanguínea;

o **A desidratação**: provoca uma perda de água dos glóbulos vermelhos, o que torna o sangue menos fluido. A criança deve, por isso, beber muita água regularmente e deve levar sempre consigo uma garrafa de água quando sair de casa. Existem muitas causas de desidratação, incluindo a febre, a transpiração abundante, os vómitos, a diarreia e o consumo de álcool.

• **Infecções:** As pessoas com anemia falciforme são frequentemente muito susceptíveis a infecções respiratórias e a envenenamento do sangue. É aconselhável tomar certas precauções e medidas de higiene (boa higiene alimentar e corporal, seguir o calendário de vacinação, manter a criança quente, etc.).

d) O nosso filho deve abandonar o desporto para sempre?

De forma alguma, pois o desporto é benéfico para a saúde. A única coisa a evitar é exagerar ou participar em certas actividades que exigem um esforço intenso (desportos de competição, desportos em altitude, etc.), porque não devemos esquecer que o desporto exige um maior consumo de oxigénio e desidratação através do suor.

No que diz respeito à piscina, a criança não deve nadar em água fria. E quando sai, deve evitar apanhar frio vestindo um roupão de banho ou outro cobertor grosso.

e) Existe alguma dieta especial que possa beneficiar o nosso filho?

Sim, as crianças precisam de uma dieta rica em ferro para prevenir a anemia. Estes alimentos incluem legumes verdes, feijão branco, chocolate, carne e peixe (....). Estes alimentos devem ser bem lavados para evitar infecções ou outras intoxicações.

IV.6. Educação dos doentes (incluindo crianças) e das famílias

Conhecimentos básicos

- Doença	Crónica, transmitida por ambos os pais ao mesmo tempo, não contagioso.
- Tratamento	
- Vigilância	Preventivo (ver abaixo) e sintomático (dor).
	Tamanho do baço, temperatura, Hb basal.
	crises dolorosas e como evitá-las
- Frio	Cobrir-se e evitar tomar banho em água fria.
- Calor elevado	Evitar sair ao calor, por exemplo.
- Vestuário para estufas	Usar roupa larga e sem elástico.
	Beber muitos líquidos.
	Prática a atividade física moderada.
- Desidratação	Seguir o tratamento preventivo (incluindo a vacinação).
- Esforço excessivo	
- Infecções	

- Dor não aliviada por analgésicos após 24 horas ou dor intensa de uma só vez.
- Qualquer febre (não tratar em casa).
- Problemas respiratórios (tosse, dificuldade em respirar, dores no peito).
- Diarreia/vómitos e incapacidade de beber.
- Desidratação (urina escura e pouco frequente).
- Anemia (conjuntiva pálida ou amarela, palmas das mãos pálidas, baço grande).

IV.7. Tratamentos preventivos de rotina

- Prevenção de infecções pneumocócicas :
- o **Fenoximetilpenicilina (penicilina V)** PO, até aos 15 anos de idade
- o Crianças < 1 ano: 62,5 mg duas vezes por dia
- o Crianças de 1 a < 5 anos: 125 mg duas vezes por dia
- o Crianças dos 5 aos 15 anos: 250 mg duas vezes por dia
- Vacinação
- Vacinas infantis contra a DTP, a hepatite B, a poliomielite, o sarampo e o H. influenzae tipo B
- Vacina pneumocócica conjugada PCV 13-valente (se não for possível, PCV 10-valente)
- Vacina meningocócica conjugada em áreas endémicas
- Aos 2 anos: vacina pneumocócica polissacárida 23-valente, pelo menos 8 semanas após a última PCV 13 ou 10
- Verificar se a criança recebeu estas vacinas; caso contrário, repetir a vacinação:
- o Ajuda a produzir glóbulos vermelhos
- o Suplemento de **ácido fólico** PO para toda a vida
- o Crianças < 1 ano: 2,5 mg uma vez por dia
- o Crianças > 1 ano e adultos: 5 mg uma vez por dia
- Profilaxia anti-malária (se a prevalência da malária for superior a 5%)

mefloquina PO

Crianças com idades compreendidas entre os 6 meses e os 5 anos e com mais de 5 kg: 5 mg base/kg uma vez por semana Não utilizar para tratar a malária.

- Apoio nutricional aquando da alta hospitalar.

Transfusões de sangue

A transfusão de sangue é um instrumento importante no tratamento dos doentes com doença falciforme. Consiste em transfundir o doente com sangue de um dador saudável compatível, restabelecendo assim um nível aceitável de glóbulos vermelhos em caso de anemia grave e "diluindo" os glóbulos vermelhos falciformes com glóbulos vermelhos normais. Em caso de complicações graves, podem ser organizadas transfusões de troca, também designadas por trocas de eritrócitos, em que o sangue do doente é parcialmente "substituído" pelo de um dador saudável. Estas transfusões reduzem, nomeadamente, o risco de acidente vascular cerebral.

No entanto, as transfusões repetidas podem levar à aloimunização eritrocitária: o sistema imunitário do doente reage contra o sangue do dador, que é considerado estranho. O efeito benéfico da transfusão (e de futuras transfusões) fica então comprometido. Este fenómeno ocorre sobretudo quando os doentes e os dadores são de origens étnicas diferentes, o que é frequente.

IV .8. Controlo regular dos doentes

- Durante os períodos de "inter-crise", a título indicativo: Crianças com menos de 5 anos: de 1 a 3 meses; Crianças com 5 anos ou mais e adultos: de 3 a 6 meses.

CAPÍTULO V

ANEMIA FALCIFORME E GRAVIDEZ

A anemia falciforme é uma doença hereditária com o risco de afetar vários sistemas em ligação com as crises que os doentes falciformes podem apresentar, podendo afetar e alterar a vida do portador, especialmente os homozigotos SS ou os heterozigotos SC, e mesmo de outras pessoas, com o risco potencial de crises graves como as apresentadas pelos homozigotos. No entanto, com o acompanhamento regular de um especialista ou de pessoal treinado e familiarizado com a doença, as pessoas com a doença podem levar uma vida normal e realizar actividades como qualquer outra pessoa, com moderação, tendo em conta a sua condição mórbida.

A associação entre a doença falciforme SS homozigótica e a gravidez é responsável por uma morbilidade materna e fetal significativa. O controlo médico regular da grávida pode assegurar uma gravidez bem sucedida.

No que diz respeito à procriação, especialmente nas mulheres, é importante lembrar que a gravidez é um estado que traz consigo mudanças fisiológicas e físicas que podem aumentar os riscos para uma doente falciforme grávida e ter um impacto negativo na vida da mulher, bem como no futuro da gravidez (o crescimento e desenvolvimento do bebé).

V .1. As alterações fisiológicas da gravidez :

A gravidez provoca alterações fisiológicas em todo o corpo da mãe, que regressam ao normal após o parto. Regra geral, as alterações são mais acentuadas numa gravidez múltipla do que numa gravidez única.

V.1.1 Cardiovascular

O débito cardíaco aumenta 30-50% a partir da 6ª semana de gravidez, com um pico entre a 16ª e a 28ª semanas (geralmente por volta da 24ª semana). O débito cardíaco mantém-se elevado e estável a partir das 30 semanas. A partir daí, o débito cardíaco torna-se sensível à posição do corpo. As posições em que o útero comprime mais a veia cava inferior (por exemplo, a posição supina) são responsáveis pela maior diminuição do débito cardíaco. O débito cardíaco médio geralmente diminui a partir das 30 semanas até ao início do trabalho de parto. Durante o trabalho de parto, o débito cardíaco aumenta mais 30%. Após o parto, o útero retrai-se e o débito cardíaco cai bruscamente para cerca de 15 a 25% acima do normal, depois diminui gradualmente (durante a 3ª ou 4ª semana) e não volta ao seu valor inicial até cerca da 6ª semana pós-parto.

O aumento do débito cardíaco durante a gravidez deve-se principalmente às necessidades da circulação utero-placentária; o volume da circulação utero-placentária aumenta consideravelmente e a circulação na câmara inter-ventricular actua em parte como um shunt arteriovenoso. À medida que a placenta e o útero se desenvolvem, o fluxo sanguíneo para o útero deve aumentar para quase 1 L/min (20% do débito cardíaco normal) no termo. As necessidades da pele (para termorregulação) e dos rins (para aumentar a eliminação de produtos residuais) são parcialmente responsáveis por este aumento do débito cardíaco.

Para aumentar o débito cardíaco, a frequência cardíaca aumenta dos normais 70 a 90 batimentos/minuto, e o volume sistólico aumenta. Durante o 2º trimestre, a pressão arterial geralmente diminui (em contraste com a pressão diferencial, que aumenta), embora o débito cardíaco e os níveis de renina e angiotensina aumentem, uma vez que a circulação útero-placentária se desenvolve (através do aumento do espaço inter-valvular placentário), enquanto a resistência vascular sistémica diminui. A resistência diminui à medida que a viscosidade do sangue e a sensibilidade à angiotensina diminuem. Durante o 3º trimestre, a tensão arterial pode normalizar-se. Numa gravidez gemelar, observa-se um débito cardíaco mais elevado e uma pressão arterial diastólica mais baixa às 20 semanas durante uma gravidez única.

O exercício físico aumenta o débito cardíaco, a frequência cardíaca, o consumo de oxigénio e o volume respiratório/minuto muito mais durante a gravidez do que noutras circunstâncias.

A circulação hiperdinâmica da gravidez aumenta a frequência dos sopros funcionais e acentua os ruídos ocos. A radiografia do tórax ou o ECG podem revelar um creur horizontal ou rotativo à esquerda com alargamento do mediastino. As extra-sístoles atriais ou ventriculares são comuns durante a gravidez. Todas estas alterações são fisiológicas e não devem ser confundidas com uma doença cardíaca; normalmente, podem ser tratadas com uma simples tranquilização. No entanto, as taquicardias auriculares paroxísticas ocorrem frequentemente em mulheres grávidas e podem exigir um tratamento preventivo com digitálicos. A gravidez não altera as indicações ou a segurança da cardioversão.

V .1.2 Hematológico

O aumento do volume total de sangue é proporcional ao débito cardíaco, mas o aumento do volume plasmático é maior (quase 50%, geralmente cerca de 1600 ml para um total de 5200 ml) do que o dos glóbulos vermelhos (cerca de 25%); a hemoglobina (Hb) é reduzida por diluição, de cerca de 13,3 para 12,1 g/dL. Esta anemia de diluição reduz a viscosidade do sangue. No caso de uma gravidez gemelar, o volume total de sangue materno aumenta ainda mais (cerca de 60%).

A contagem de glóbulos brancos aumenta ligeiramente para 9.000 a 12.000 por ml. Há uma leucocitose muito elevada (>20.000/mcL) durante o parto e nos primeiros dias pós-parto.

As necessidades de ferro aumentam para um total de quase 1 g durante a gravidez e, particularmente durante a segunda metade da gravidez, 6 a 7 mg/dia. O feto e a placenta consomem quase 300 mg de ferro e o aumento da massa de glóbulos vermelhos maternos exige um suplemento de 500 mg. A excreção corresponde a 200 mg. A toma de um suplemento de ferro é por vezes necessária para evitar uma nova diminuição da hemoglobina, uma vez que a ingestão de ferro na alimentação, acrescida da quantidade retirada das reservas (em média 300 a 500 mg), não é normalmente suficiente para satisfazer as necessidades da gravidez.

V .1.3 Urinário

As variações da função renal são aproximadamente paralelas às da função cardíaca. A taxa de filtração glomerular aumenta 30 a 50%, com um pico entre as 16 e as 24 semanas de gestação, e mantém-se nesta taxa até quase ao termo, altura em que pode diminuir ligeiramente porque a pressão do útero sobre a veia cava provoca frequentemente estase venosa dos membros inferiores. O fluxo plasmático renal aumenta em proporção à taxa de filtração glomerular. Como resultado, a ureia sérica diminui, geralmente para < 10 mg/dL (< 3,6 mmol/L); o mesmo acontece com os níveis de creatinina, que diminuem proporcionalmente para 0,5 a 0,7 mg/dL (44 a 62 micromoles/L). Verifica-se uma dilatação importante dos ureteres (hidro-ureterese), por influência hormonal (sobretudo da progesterona) e por refluxo, devido à pressão exercida pelo útero grávido sobre os ureteres, o que também pode levar a hidronefrose. No pós-parto, pode demorar até 12 semanas para que o trato urinário volte ao seu aspeto normal.

As alterações da postura afectam mais a função renal durante a gravidez do que noutras alturas, ou seja, a posição supina estimula a função renal, enquanto o ortostatismo a reduz. A função renal também aumenta significativamente com o decúbito lateral, especialmente com o decúbito esquerdo; esta posição alivia a pressão que o útero grávido exerce sobre os grandes vasos quando a grávida está em posição supina. Esta influência da posição sobre a função renal é uma das razões pelas quais as grávidas precisam de urinar mais frequentemente durante o sono.

V .1.4 Respiratório

A função pulmonar altera-se em parte devido ao aumento dos níveis de progesterona e também porque o útero aumentado afecta a expansão pulmonar. A progesterona diz ao sistema nervoso central para reduzir os níveis de dióxido de carbono (CO2). Para reduzir os níveis de dióxido de carbono, o volume corrente e a frequência respiratória aumentam, o que faz subir o pH plasmático. O consumo de oxigénio aumenta em cerca de 20% para responder às necessidades metabólicas específicas do feto, da placenta e dos órgãos maternos. As reservas inspiratórias e expiratórias, o volume e a capacidade residual e a PCO2 plasmática diminuem. A capacidade vital e a PCO2 plasmática permanecem inalteradas. O perímetro torácico aumenta quase 10 cm.

Produz-se uma hiperemia significativa, com vermelhidão das vias aéreas devido ao aumento do débito cardíaco. Ocasionalmente, há obstrução nasofaríngea sintomática, rinite ou bloqueio transitório das trompas de Eustáquio, o que altera o timbre e a qualidade da voz.

A dispneia de esforço discreta é comum e as respirações profundas são mais frequentes.

V .1.5 Doenças gastrointestinais e hepatobiliares

Durante a gravidez, a pressão do útero aumentado sobre o reto e o cólon distal pode levar à obstipação. A motilidade gastrointestinal diminui, uma vez que o elevado nível de progesterona leva ao relaxamento das fibras musculares lisas. A pirose e a eructação são comuns, provavelmente devido ao atraso do esvaziamento gástrico e ao refluxo gastro-resofágico devido ao relaxamento do esfíncter resofágico inferior e do orifício do diafragma. A produção de ácido clorídrico é reduzida, pelo que as úlceras gastroduodenais são raras durante a gravidez e as úlceras pré-existentes são muitas vezes até melhoradas.

Por outro lado, a doença da vesícula biliar aumenta ligeiramente. A gravidez afecta frequentemente a função hepática, em particular a vesícula biliar. O exame hepático padrão é normal, mas o nível de fosfatase alcalina aumenta progressivamente durante o 3º trimestre, atingindo 2 ou 3 vezes o nível normal no termo; este aumento deve-se à produção desta enzima pela placenta e não a uma doença hepática.

V .1.6 Endócrino

A gravidez altera a função da maioria das glândulas endócrinas, em parte porque a placenta produz hormonas e em parte porque a maioria das hormonas circula em formas ligadas a proteínas e o aumento da ligação às proteínas aumenta durante a gravidez.

A placenta produz igualmente a subunidade beta da gonadotropina coriónica humana (beta-hCG), uma hormona trófica que, tal como as hormonas foliculares luteinizantes e estimulantes, mantém o corpo lúteo e impede assim a ovulação. Os níveis de estrogénio e de progesterona aumentam no início da gravidez porque a beta-hCG estimula os ovários a produzi-los continuamente. Após 9 a 10 semanas de gravidez, a própria placenta produz uma grande quantidade de restrogénios e progesterona para garantir a continuação da gravidez.

A placenta também segrega uma hormona (semelhante à TSH) que estimula a função tiroideia, resultando em hiperplasia, aumento da vascularização e hipertrofia moderada. O restrogénio estimula os hepatócitos, levando a um aumento do nível de globulina de ligação à tiroide, a proteína que transporta a tiroglobulina; e, apesar de um aumento da tiroxina total, o nível de hormonas tiroideias livres permanece normal. Os efeitos da hormona tiroideia tendem a aumentar e podem simular um hipertiroidismo, com taquicardia, palpitações, transpiração excessiva e instabilidade emocional. No entanto, um verdadeiro hipertiroidismo pode ser observado em 0,08% das gravidezes.

A placenta segrega a hormona libertadora de corticotropina (CRH), que estimula a produção de ACTH materna. A ACTH aumenta o nível das hormonas supra-renais, nomeadamente a aldosterona e o cortisol, contribuindo assim para a formação do edema.

A produção excessiva de corticosteróides e progesterona placentários induz a resistência à insulina e aumenta as necessidades de insulina, tal como o stress da gravidez e, possivelmente, também a elevação dos níveis da hormona lactogénica placentária. A insulinase, produzida pela placenta, também pode aumentar as necessidades de insulina, pelo que muitas mulheres com <u>diabetes gestacional</u> acabam por desenvolver formas manifestas de <u>diabetes</u>.

A placenta produz melanoestimulina (MSH, hormona estimulante dos melanócitos), que aumenta a pigmentação da pele no final da gravidez.

A glândula pituitária expande-se em quase 135% durante a gravidez. Os níveis de prolactina no plasma materno aumentam por um fator de 10. Este aumento da prolactina está associado a um aumento da hormona libertadora de tirotropina estimulada pelos estrogénios. A principal função do aumento da prolactina é assegurar a amamentação. Estes valores normalizam-se no período pós-parto, mesmo nas mulheres que amamentam.

V.2 A influência da gravidez na doença falciforme :

A gravidez tem uma influência positiva e negativa na doença. As alterações provocadas pela gravidez têm um impacto na mulher, dependendo da forma como o seu corpo se adapta à revolução da gravidez, quer através do efeito mecânico do útero aumentado, quer através da influência hormonal. No entanto, estes efeitos ou acções são potenciados consoante se trate de uma gravidez monofetal, gemelar ou múltipla.

V.2.1 As vantagens da gravidez em relação à doença :

- O aumento do volume plasmático leva à diluição, reduzindo assim a viscosidade do sangue;

V.2.2 Vantagens da gravidez em relação à doença :

A gravidez aumenta a anemia, a frequência das crises vaso-oclusivas e o risco de trombose e de infeção.

• A progesterona produzida durante a gravidez incita o sistema nervoso central a reduzir o nível de dióxido de carbono (CO_2), minimizando o risco de acidose metabólica, que favorece as crises vaso-oclusivas nos doentes com anemia falciforme, facilitando assim a afinidade da Hb pelo oxigénio e impedindo a sua polimerização e a falcização dos glóbulos vermelhos;

• O número de glóbulos brancos e de plaquetas aumenta durante a gravidez, o que favorece a viscosidade e o risco de agregação plaquetária;

• A necessidade de ferro aumenta (consumo de ferro pela placenta e pelo feto), pelo que a massa eritrocitária materna necessita de um suplemento, com risco de anemia;

• A pressão do útero sobre a veia cava inferior provoca frequentemente estase venosa nos membros inferiores, levando a ataques vaso-oclusivos;

• O aumento do volume do útero impede a expansão dos pulmões, reduzindo assim o fornecimento de oxigénio suficiente;

• O stress da gravidez combina-se com outros factores de stress oxidativo;

• Uma dilatação significativa dos ureteres (hidro-ureteres) sob a influência hormonal, especialmente da progesterona, também leva à hidronefrose, aumentando o risco de infecções do trato urinário.

V.3. Consequências da doença (Drepanocitose) na gravidez :

Complicações maternas mais frequentes:

• pré-eclâmpsia, pielonefrite

• Complicações frequentes: abortos x 3, prematuridade x 3, hipotrofia x 2, morte no útero x 5.

A anemia materna conduzirá a uma hipoxia crónica do feto, que aumenta em caso de crise vaso-oclusiva.

Cada doente é um caso especial, consoante o tipo de hemoglobinopatia e os seus antecedentes.

Devem ser prestados cuidados multidisciplinares, envolvendo o médico de referência para a anemia falciforme, os gineco-obstetras e as parteiras, os anestesistas e o centro de transfusão de sangue.

É possível ter um filho enquanto se sofre de anemia falciforme, embora os riscos envolvidos na gravidez sejam muito mais elevados do que para as outras mulheres. Quando surge o desejo de ter filhos, coloca-se inevitavelmente a questão do risco de transmissão da doença, devido ao carácter hereditário da anemia falciforme. É pedido ao parceiro que faça uma análise ao sangue para verificar se também é portador do gene defeituoso. É essencial discutir com o seu médico qualquer projeto de gravidez e ser acompanhada por um obstetra especializado (familiarizado com a doença) numa unidade de "gravidez de alto risco". As alterações fisiológicas associadas à gravidez parecem acentuar os sintomas da doença. Assim, a anemia pode agravar-se, o risco de crise vaso-oclusiva aumenta (sobretudo no final da gravidez) e o desenvolvimento de infecções, sobretudo respiratórias e urinárias, é favorecido. A disfunção renal, os acidentes vasculares cerebrais e as dores articulares são também mais frequentes durante a gravidez. Além disso, existe um maior risco de parto prematuro e/ou por cesariana. Infelizmente, o aborto espontâneo e a morte do feto no útero são também mais frequentes. A maior parte das vezes, as transfusões são efectuadas a título preventivo (para limitar os ataques e as complicações e evitar uma anemia demasiado grave no momento do parto): são geralmente iniciadas a partir do 6º mês de gravidez. A vigilância médica é geralmente reforçada durante o 3.º trimestre, com internamento uma vez por mês, depois de quinze em quinze dias, controlo diário do ritmo cardíaco do feto e, por fim, internamento às 35 semanas de gravidez, estando o parto geralmente previsto para as 37 semanas e meia. O aleitamento materno deve ser discutido com o médico do hospital de referência.

V.4. Tratamento da doença falciforme homozigótica durante a gravidez, o parto e em caso de crise falciforme

A associação de doença falciforme e gravidez é uma situação frequente que requer um manejo especializado e bem codificado. Uma abordagem multidisciplinar é absolutamente essencial neste contexto, para reduzir a frequência e a gravidade das várias complicações possíveis. A gestão do risco de infeção, a suplementação com ácido fólico e um exame visceral completo são pré-requisitos essenciais antes de considerar a gravidez numa doente com doença falciforme. Durante os nove meses de gravidez, os principais desafios são a anemia, o aumento do risco de crises álgicas e a doença tromboembólica venosa. O parto deve ser programado preferencialmente para cerca de 38 semanas de amenorreia, mas, tendo em vista os riscos envolvidos, pode ser programado para cerca de 35-36 semanas de amenorreia, nas proximidades de uma instituição capaz de lidar com possíveis incidentes pós-parto. Por último, é importante sublinhar o grande valor do aconselhamento genético e os potenciais benefícios do diagnóstico pré-natal e neonatal.

V   4.1 Recordação das definições e dos sintomas

V .4.1.1 Drepanocitose:

A hemoglobinopatia mais comum, uma doença autossómica recessiva.

V. 4.1.2 Crise das células falciformes:

Glóbulos vermelhos falsos que causam dor intensa e necrose dos tecidos principais

V.4.1.3 Heterozigótico (Hb SA) :

Importância clínica do aconselhamento pré-concecional. O risco de infeção do trato urinário duplica durante a gravidez. Necessidade de maior hidratação e oxigenação no momento da anestesia geral.

V.4.1.4 Hb S-S homozigótica (ou Hb S associada a outras hemoglobinas anormais, por exemplo, Hb S-C ou Hb S-ethalass.): doença crónica com os seguintes sintomas

- **Sintomas de doença crónica**
- o Anemia hemolítica crónica (hiperbilirrubinemia, colapso da haptoglobina, anemia de gravidade variável, geralmente normocítica) e suas complicações (litíase vesicular, hematopoiese extra medular com pelve anormal, baço disfuncional, hepatoesplenomegalia, etc.)
- o Crise de hemólise ждиё
- o Infecções bacterianas (pulmonares, urinárias, ósseas)
- o Crises vaso-oclusivas: dores abdominais e/ou articulares e/ou torácicas.
- o Infartos (cerebral, ósseo (se extenso: risco de embolia gorda), pulmonar, descolamento da retina)
- **Crises falciformes - Factores contributivos:** frio, fadiga, desidratação, hipoxia (por anemia, tabagismo, álcool, altitude, avião), dor, infecções.
- **Tratamento preventivo das doenças crónicas :**
- o hidroxiureia (Hydrea®) (para aumentar os níveis de HbF) - contra-indicada durante a gravidez.

V.5. Uma vaga de novos medicamentos

Uma melhor compreensão da doença levou à descrição de vários mecanismos importantes na fisiopatologia da anemia falciforme: a destruição dos glóbulos vermelhos malformados leva à presença de hemoglobina livre e dos seus produtos de degradação no sangue. Estas moléculas degradam o óxido nítrico (NO), necessário para a dilatação dos vasos e, por conseguinte, para um bom fluxo sanguíneo, bem como para combater o stress oxidativo. A hemólise dos glóbulos vermelhos liberta igualmente hémen, um componente prejudicial para a parede dos vasos (endotélio vascular). Além disso, verificou-se que a doença falciforme não é apenas uma doença dos glóbulos vermelhos: o endotélio vascular, os glóbulos brancos (nomeadamente os neutrófilos) e as plaquetas desempenham igualmente um papel na oclusão vascular. Os glóbulos vermelhos deformados levam à ativação das plaquetas e do endotélio, promovendo uma série de eventos (inflamação, adesão, coagulação) que são prejudiciais para o vaso.

Esta melhor compreensão levou ao desenvolvimento de novos medicamentos ou à avaliação de medicamentos prescritos para outras indicações. Alguns, como a hidroxicarbamida, visam aumentar a afinidade da hemoglobina pelo oxigénio ou estimular a produção de hemoglobina carregada. Outros visam reduzir as alterações da membrana dos glóbulos vermelhos, a expressão das moléculas de adesão (CAM) nas membranas dos vasos sanguíneos, a hemólise intravascular, o impacto dos produtos de degradação da hemoglobina, a ativação das plaquetas, o sistema de coagulação e os diferentes mecanismos inflamatórios associados à destruição dos glóbulos vermelhos.

Estas diferentes linhas de investigação conduziram a três novos medicamentos que foram objeto de ensaios clínicos convincentes:

- o **voxelotor**, que inibe a polimerização da hemoglobina S favorecendo a ligação do oxigénio à hemoglobina
- **crizanlizumab**, um anticorpo monoclonal terapêutico que reduz o fenómeno de agregação celular durante as crises vaso-oclusivas através da inibição da P-Selectina, uma molécula de adesão celular
- **L-glutamina** para reduzir o stress oxidativo

A autorização de comercialização destes três medicamentos foi concedida nos Estados Unidos e poderá ser concedida em breve em França.

- **transfusões (para aumentar o nível de HbA) - risco:** desenvolvimento de numerosos anticorpos irregulares (-> impasse transfusional).

CAPÍTULO VI

CONTROLO INICIAL ANTES DA CONCEPÇÃO OU NO INÍCIO DA GRAVIDEZ

VI.1 ACONSELHAMENTO GENÉTICO

- Conhecer a eletroforese da hemoglobina do cônjuge
- Casais em risco: AS/AS, AS/AC, AS/A-betatal, A-betatal/A-betatal
- Em caso de risco de síndroma falciforme grave de tipo SS ou S-beta-tal, o rastreio pré-natal pode ser proposto aos casais que desejem interromper a gravidez se for detectada uma destas formas graves: biópsia do trofoblasto às 11 semanas de gestação ou amniocentese a partir das 17 semanas de gestação.

VI.2 AVALIAÇÃO INICIAL DOS RISCOS

a) Estudo dos antecedentes ++

- Frequência dos ataques, hospitalizações
- Dificuldades de transfusão anteriores
- Complicações: cardíacas, renais, infecciosas, oftalmológicas

b) Exame clínico geral

c) Controlo biológico

- Grupo, Rhesus, fenótipo completo, RAI
- Hemograma, reticulócitos, creatinina, uricemia, transaminases, gama GT, fosfatases alcalinas, calcemia, ferritina, LDH
- ECBU, teste de urina (se positivo, proteinúria de 24 horas), esfregaço vaginal
- Serologias VIH, CMV, HTLV1 e 2, hepatite B e C, rubeola, toxoplasmose, treponematoses, parvovírus B19

d) Controlo oftalmológico

e) Ecocardiografia

f) Teste da função respiratória, se necessário

g) Situação vacinal: As vacinas Pneumo 23 e Hepatite B devem ser administradas antes da gravidez

h) Avaliação socioeconómica: proteção social, habitação, recursos

VI.3 Acompanhamento da gravidez

A doença falciforme é uma doença vascular por excelência, com componentes parietais, reológicos e hemodinâmicos que completam o puzzle da tríade de Virchow. Clinicamente, a doença falciforme é, por si só, um fator de risco para a doença tromboembólica.

O acompanhamento deve ser multidisciplinar, de preferência no hospital, com consultas quinzenais e semanais a partir das 34 semanas de gestação.

- **BIOLOGIA MENSAL**

Hemograma, reticulócitos, creatinina, uricemia, transaminases, LDH, RAI, teste de urina (se positivo, proteinúria de 24 horas), ECBU

- **ECOCARDIOGRAFIA**

No início da gravidez, depois no 2º e 3º trimestres se for utilizado o protocolo de transfusão

- ECOGRAFIA FffiTAL no 1º, 2º e 3º trimestres com Doppler umbilical e uterino, depois aos 8 e 9 meses: procura de sinais de hipotrofia.

o **Acompanhamento num centro especializado** com um centro de transfusão (hematologista + obstetra)

o **Riscos: infecções, danos na placenta** (RCIU, DPP, pré-eclâmpsia (30%), **prematuridade e TVP. Doenças agravadas pela gravidez**, especialmente no final: crise vaso-oclusiva, S torácica aguda, anemia, OAP. (Mortalidade materna 1%, mortalidade neonatal 5%)

o **Na pré-conceção ou na primeira PNC:**

- Confirmar o diagnóstico da doença falciforme e recomendar o rastreio ao cônjuge

- Se a gravidez estiver planeada -> interromper a hidroxiureia e certificar-se de que a doença está estável antes de dar "luz verde".

- Interromper a hidroxiureia (Hydrea®) idealmente antes da conceção. Teratogénico em estudos com animais. Não há justificação para o aborto se tomado no início da gravidez.

- Sugerir testes genéticos e diagnóstico pré-natal se o parceiro for portador.

- Avaliação completa das lesões degenerativas, estudo da função cardíaca, pulmonar e renal. Exame cardíaco a repetir por volta das 24 semanas de gravidez (risco de hipertensão pulmonar).

- Durante a gravidez:

[2]A heparinoprofilaxia está indicada sempre que a gravidez falciforme estiver associada a uma idade materna < 15 ou > 40 anos, a um índice de massa corporal > 30 kg/m , a imobilização prolongada, a trombofilia ou a uma complicação obstétrica específica grave.

o Cardioaspirina (75-100mg/dia) confirmada durante a gravidez

o Biologia do sangue / 2 semanas (Ferritina para a deficiência de ferro)

o Ácido fólico 5mg/dia + ferro (em caso de deficiência de ferro)

o Cultura de urina + biologia geral 1x/mês.

o Vacina pneumocócica (Pneumovax®) (1x/5 anos) (de preferência antes da conceção) + vacinas contra a gripe, a hepatite A e a hepatite B.

o Ultrassom morfológico 1x/trim. - Biometria / doppler 1x / mês < 24sem. E 1x / 15d. Se IUGR - CTG + perfil biofísico 1x / semana. < 34 semanas.

o Troca de transfusão se HbA < 20% ou se ataques dolorosos frequentes.

o Diagnóstico precoce de infecções ou ataques dolorosos incipientes

o DAP e pré-eclâmpsia

o Evitar a maturação pulmonar (corticóides incluindo Celestone) risco => crise).

o Boa comunicação com o banco de sangue: RAI 1x / trimestre + 38 semanas (alo-imunização de frete e transfusões)

o Hospitalização durante 35-36 semanas. Para um controlo intensivo.

o Objetivo: parto vaginal a termo. Parto por volta das 38 semanas (Pelvimetria a discutir).

NB: As ecografias devem ser efectuadas periodicamente, em média mensalmente e, de preferência, semanalmente a partir das 30 semanas de gestação e, em caso de calcificação da placenta, devem ser tomadas medidas para que o parto ocorra antes do termo.

Se as crises forem muito frequentes, é preferível propor o parto entre as 35 e as 36 semanas de gestação.

- Per-partum

Discutir uma indução sistemática por volta das 37-38 semanas de gestação, dependendo do estado da paciente, dos resultados biológicos e do estado do colo do útero.

o Durante o trabalho :

■ Oxigenoterapia contínua 4 litros/min

■ Hidratação

■ Analgesia peridural

■ Lançamento dirigido

o Uma cesariana pode ser indicada no início se :

■ Risco de hemorragia cerebral (Moya Moya)

■ Risco de descolamento da retina

■ Anomalias da bacia

Anomalias Doppler no feto

o Transfusão pré-indução se Hb <8g/dl. Transfusão de troca se HbA < 20%.

o Evitar trabalhar em caso de ataque doloroso.

o Evitar Prostaglandinas E2 (risco -> crise)

o Fornecer 4 unidades de sangue compatível e bioqualificado.

o Sala de partos bem aquecida, evitar as correntes de ar.

o Profilaxia com antibiótico (penicilina ou co-amoxiclav)

o Boa hidratação. Teste de entrada e saída 3l/24h se não houver sinais de pré-eclâmpsia. Infusão de bicarbonato para alcalinizar em caso de acidose.

o Suplemento de oxigénio.

o Ideal: decúbito lateral esquerdo

o Monitorização contínua de CTG.

o Peridural indicada e recomendada (dor: risco -> convulsão).

o Otimização do trabalho (fadiga: risco -> crise). Syntocinon não está contraindicado.

o Evitar expulsões longas (fórceps ou ventosa) (especialmente se houver retinopatia proliferativa ou vasculopatia do SNC).

o Transfusão rápida em caso de hemorragia no parto (a partir de 1 litro de perdas)

- Pós-parto

Período de alto risco para complicações infecciosas, trombose, DCV, síndrome torácica

o Hidratação intravenosa 2 a 3 litros/dia

o Oxigenoterapia durante 48 horas

o Anticoagulantes preventivos durante 7 dias

o Profilaxia antibiótica de largo espetro durante 5 dias

■ Manter a hidratação, o calor e o repouso. HBPM e meias de compressão.

■ Infeção da via 1 (endometrite, episiotomia, infeção do trato urinário, infeção respiratória)

■ Fisioterapia respiratória preventiva. Se houver sinais torácicos ou dispneia, radiografia do tórax e saturação de oxigénio, tratamento rápido com antibióticos.

■ Contraceção: privilegiar os métodos permanentes ou os progestagénios isolados. Evitar os esterilizados de cobre (menorragia e risco de infeção) e as estrogestinas (risco de tromboembolismo).

■ É permitido o aleitamento (a hidroxiureia é contra-indicada).

VI.4. Gestão de uma crise dolorosa

> **Analgesia**!!! - urgente (risco: dor => convulsão).

Paracetamol IV 1g/6h - se não for suficiente =>

Contramal 1 ampola IM - se insuficiente =>

Morfina 0,05mg/kg IV direta, repetida de 20 em 20 minutos até a dor parar ou surgirem efeitos secundários. De seguida / 4 horas depois, ajustar de acordo com a sedação e a dor.

Após 24 horas, adicionar MS Contin 2x 30mg por dia e reduzir a dose de morfina IV em 2mg de 3 em 3 horas.

Se for utilizada morfina: tratar os efeitos secundários: anti-histamínicos, laxantes, antieméticos. Se a FR <10/min, interromper a analgesia e considerar a naloxona (AINEs aceites durante um curto período (2-3 dias no máximo e ANTES das 28 semanas).

> **Hidratação - 3-5 litros / dia** (oral e intravenosa) se a função cardíaca for normal e não houver sinais de pré-eclâmpsia: 3 litros de glucose a 5% para 1 litro de glucose a 5% em Hartman mais 1,5-3g de KCL por litro de acordo com o ionograma. Alcalinizar em caso de acidose: beber água de Vichy ou infusão de bicarbonato.

> **Oxigénio - 3 l/minuto** se a saturação for <95%. Monitorizar a saturação de O2, RC e PA.

> **Calor, repouso**

> **Antibióticos:** rastrear a infeção, pensar em malária; se não for detectado nenhum surto -> tratamento empírico: Augmentin 1g 4x/d

> **Transfusão** se Hb < 6g/dl ou queda de Hb superior a 2g

> **Exsanguinotransfusão** (objetivo: HbS < 30%) indicada se crise vaso-oclusiva intratável (>7 dias) Infecções graves, acidente vascular cerebral, síndrome torácica aguda, crise vaso-oclusiva grave e no pré-operatório (por exemplo, cesariana)

> HBPM (heparina de baixo peso molecular) durante toda a hospitalização

VI.4.1. Tratamento preventivo

* Ácido fólico 10 mg/d
* Ácido acetilsalicílico: 100 mg/d
* Suplementação de ferro de acordo com os níveis de ferritina

Discutir a cinesiterapia respiratória preventiva para prevenir a síndrome torácica aguda.

Evitar o tratamento com anti-inflamatórios não esteróides e corticosteróides, exceto em caso de indicações de maturação pulmonar.

VI.4.2. transfusões de sangue

a/ Objectivos

* Reduzir o risco de doença falciforme através da diminuição dos níveis de HbS
* Aumento dos níveis de hemoglobina materna

b/ Indicações Transfusão numa base caso a caso :

* Praticamente sistemático a partir de 24-26 SA para SS e S-beta°thal até 36 SA (mais cedo se surgirem complicações)
* Em função dos antecedentes e das formas clínicas da SC e da S-beta+thal (início depois dos 30 dias de gestação) ou em caso de complicações durante a gravidez (crises vaso-oclusivas, anemia grave, etc.).

c/ Métodos: sangue com fenótipo compatível

• Uma transfusão simples de 15 ml/kg ou 2 concentrados de glóbulos vermelhos durante 48 horas, de 15 em 15 dias, no âmbito de uma curta estadia no hospital.

• Ou transfusões de troca: 2 concentrados de glóbulos vermelhos de 3 em 3 semanas (ver quadro)

d/ Controlo

• Clínica

• Orgânico

• Ecocardiografia cardíaca materna,

• Ecografia fetal: crescimento,

• Dopplers

e/ Objectivos Obtenção no momento da entrega :

• Hemoglobina de cerca de 9-10 g/dl

• Um nível de HbS < 40% para SS e S-beta-talassemia

• Um nível de HbA de cerca de 30% para o SC Prudence em caso de acidentes transfusionais anteriores ou se houver aloimunização

HIDREIA HU (HIDROXIUREIA OU ÁCIDO HIDROXICARBAMÍDICO) EM DOENTES COM CÉLULAS FALCIFORMES

HYDREA é um agente antineoplásico que demonstrou ser eficaz no tratamento da doença falciforme, particularmente nas crises vaso-oclusivas. No entanto, não tem qualquer efeito sobre as infecções pulmonares ou ósseas, nem protege contra acidentes vasculares cerebrais ou lesões ósseas secundárias. Existem alguns efeitos indesejáveis, bem como uma provável influência na fertilidade masculina (deve ser recolhida uma amostra de esperma antes do início do tratamento). Estes efeitos não são geralmente graves. No entanto, é necessário efetuar contagens regulares das células sanguíneas para controlar os efeitos e a eficácia do tratamento. É incompatível com a gravidez, pelo que deve ser considerada uma contraceção eficaz e discutida com o seu médico.

1. Vantagens da hidroxiureia :

A HUDREA melhora a qualidade de vida das pessoas com doença falciforme e aumenta a sua esperança de vida.

Doentes a tomar HYDREA,

- Viver mais tempo
- Menos dor
- Menor necessidade de transfusões de sangue e de internamento hospitalar
- Reduz o número de episódios de síndrome torácica aguda
- Reduz as lesões do cérebro, dos pulmões, dos rins e do baço

2. Ação da hidroxiureia :

A HU ajuda os glóbulos vermelhos a deslocarem-se facilmente pelo corpo.

- Ajuda os glóbulos vermelhos a manterem-se redondos e macios
- Reduz o número de plaquetas e de glóbulos brancos para níveis normais, evitando assim a hiperviscosidade, que também se pensa ser a causa das crises vaso-oclusivas.
- Ajuda os glóbulos vermelhos a produzir mais hemoglobinas fetais. Este tipo de hemoglobina reduz as hipóteses de os glóbulos vermelhos mudarem de forma para banana ou foice.

3. Quem pode beneficiar deste tratamento?

HYDREA foi inicialmente utilizado ou indicado para o tratamento de doentes que sofriam de :

- Leucemia mieloide crónica resistente

- Policitemia vera primária (policitemia)
- Trombocitemia essencial com um risco elevado de complicações tromboembólicas

Há já algum tempo que este medicamento tem vindo a provar o seu valor no tratamento da doença falciforme, melhorando a qualidade de vida dos doentes falciformes.

Destina-se a pessoas de todas as idades com doença falciforme:

- Ajuda os bebés e as crianças pequenas a evitar os problemas de saúde causados pela doença falciforme
- Ajuda as crianças e os adultos a sentirem-se melhor, especialmente se tiverem tido um dia mau:
  - Dores fortes
  - Anemia grave (contagem baixa de glóbulos vermelhos)
  - Vários casos de síndrome torácica aguda
  - Problemas com os seus órgãos.

4. Contra-indicações:

HYDREA está contraindicado em casos de :

- Hipersensibilidade à hidroxicarbamida ou a um dos excipientes
- Associação com a vacina contra a febre amarela
- Gravidez e aleitamento

A sua administração está formalmente contra-indicada em mulheres grávidas e em mulheres que estejam a amamentar. Não tomar HU se estiver grávida ou a planear engravidar.

5. Advertências especiais :

> Genotoxicidade

Devido ao potencial genotóxico da hidroxicarbamida, as mulheres não devem engravidar e os homens não devem conceber durante o tratamento com hidroxicarbamida. Nas mulheres com potencial para engravidar, a ausência de gravidez deve ser verificada antes da administração da hidroxicarbamida. Os homens e as mulheres com potencial para engravidar devem ser informados do risco e utilizar métodos contraceptivos eficazes durante o tratamento e durante, pelo menos, 3 meses e 6 meses, respetivamente, após a interrupção da hidroxicarbamida.

> Fertilidade

A fertilidade nos homens pode ser afetada durante o tratamento com hidroxicarbamida. Por conseguinte, os homens tratados com HYDREA devem ser informados do risco de danos nos gâmetas e da possibilidade de preservação dos espermatozóides antes do início do tratamento.

6. Precauções de utilização :

Controlos hematológicos semanais no início do tratamento. Os controlos serão espaçados de acordo com a tolerância hematológica e a resposta observada (ver Advertências especiais).

Controlo da função renal e monitorização da diurese.

HYDREA pode provocar hiperuricemia e hiperuricosúria devido a uma lise celular maciça, sobretudo no início do tratamento, que deve ser prevenida (bebendo muitos líquidos, alcalinizando a urina, prescrevendo um hipouricémico) e vigiada durante o tratamento. Dado que a hidroxicarbamida pode aumentar a uricemia, pode ser necessário ajustar a dosagem do uricosúrico.

Como HYDREA é eliminado principalmente por via renal, a sua administração deve ser cautelosa em casos de insuficiência renal confirmada.

Este medicamento contém lactose. Os doentes com intolerância à galactose, deficiência total de lactase ou síndrome de má absorção de glucose-galactose (doenças hereditárias raras) não devem tomar este medicamento.

7. Interações medicamentosas e outras formas de interação :

As perturbações gástricas graves, tais como náuseas, vómitos e anorexia, causadas pela combinação de tratamentos, podem normalmente ser controladas através da interrupção de HYDREA.

A dor e o desconforto devidos à inflamação das membranas mucosas irradiadas (mucosite) são normalmente controlados pela aplicação de anestésicos tópicos ou analgésicos orais. Se a reação for grave, HYDREA pode ser temporariamente suspenso.

Se for extremamente grave, a irradiação pode ser temporariamente adiada.

8. Interações comuns a todos os citotóxicos :

Devido ao risco acrescido de trombose associado às doenças tumorais, o tratamento anticoagulante é frequentemente necessário. A grande variabilidade da coagulabilidade nestas doenças, juntamente com a possibilidade de interação entre os anticoagulantes orais e a quimioterapia anticancerígena, significa que, se for decidido tratar os doentes com anticoagulantes orais, a frequência dos controlos do INR deve ser aumentada.

9. Combinações contra-indicadas :

+ Vacina contra a febre amarela

Risco de doença vacinal generalizada fatal.

10. Não recomendado com :

+ Fenitoína (e, por extrapolação, fosfenitoína)

Risco de convulsões devido à redução da absorção digestiva da fenitoína isolada pelo agente citotóxico, ou risco de aumento da toxicidade ou perda de eficácia do agente citotóxico devido ao aumento do metabolismo hepático da fenitoína ou da fosfenitoína.

+ Vacinas vivas atenuadas, exceto a febre amarela

A utilização concomitante de HYDREA e vacinas vivas pode potenciar a replicação do vírus da vacina e/ou aumentar os efeitos adversos da vacina, uma vez que as defesas naturais do organismo podem ser suprimidas por HYDREA.

Nos doentes tratados com HYDREA, a vacinação com uma vacina viva pode resultar numa infeção grave. A resposta dos anticorpos do doente às vacinas pode ser reduzida.

Existe um risco de doença associada à vacina generalizada e possivelmente fatal. Este risco é maior em indivíduos que já estão imunocomprometidos pela doença subjacente.

Não é recomendada a utilização concomitante de vacinas vivas.

Utilizar uma vacina inativa quando disponível (poliomielite).

11. Associação a ter em conta :

+ Imunossupressores

Imunodepressão excessiva com risco de síndrome linfoproliferativa.

A administração concomitante de HYDREA com outras terapias mielossupressoras ou radioterapia pode aumentar o risco de depressão medular ou outros efeitos adversos.

Ter em conta o efeito radiossensibilizador de HYDREA em caso de radioterapia.

+ Outras interações

Estudos realizados demonstraram que existe uma interferência analítica entre a hidroxicarbamida e as enzimas (urease, uricase e desidrogenase láctica) utilizadas para a determinação da ureia, do ácido úrico e do ácido lático, dando resultados falsamente elevados em doentes tratados com HYDREA.

12. Fertilidade, gravidez e amamentação:

• Contraceção para homens e mulheres :

Devido ao potencial genotóxico da hidroxicarbamida, as mulheres não devem engravidar e os homens não devem conceber durante o tratamento com hidroxicarbamida. Nas mulheres com potencial para engravidar, a ausência de gravidez deve ser verificada antes da administração da hidroxicarbamida. Os homens em tratamento são aconselhados a utilizar medidas contraceptivas fiáveis durante o tratamento e durante pelo menos 3 meses após o tratamento. As mulheres com potencial para engravidar devem ser aconselhadas a utilizar métodos contraceptivos eficazes durante o tratamento e durante pelo menos 6 meses após o mesmo.

• **Gravidez**

Existem dados limitados sobre a utilização da hidroxicarbamida em mulheres grávidas. Estudos em animais de várias espécies demonstraram toxicidade reprodutiva. A hidroxicarbamida é genotóxica e pode causar danos fetais quando administrada a mulheres grávidas. Por conseguinte, HYDREA está contraindicado durante a gravidez.

No início do tratamento :

• As doentes devem ser informadas do risco para o feto em caso de exposição durante a gravidez,

• É importante verificar a ausência de gravidez antes da administração de hidroxicarbamida, utilizando um teste de gravidez,

• As mulheres em idade fértil devem utilizar métodos contraceptivos eficazes. Devido ao potencial genotóxico, o homem tratado (ou a sua parceira) deve utilizar métodos contraceptivos eficazes.

Em caso de exposição à hidroxicarbamida de uma doente grávida ou da parceira grávida de uma doente tratada durante ou após o tratamento com hidroxicarbamida, deve ser efectuada uma monitorização rigorosa com exames clínicos, biológicos e ecográficos em centros especializados.

> **Amamentação:**

A hidroxicarbamida é excretada no leite materno. Devido ao risco de efeitos adversos graves da hidroxicarbamida nos bebés, o aleitamento é contraindicado e deve ser interrompido durante o tratamento.

> **Fertilidade :**

Os estudos mostram um aumento da frequência de azoospermia ou oligozoospermia (normalmente reversível) em homens tratados com HYDREA. Por conseguinte, a fertilidade pode ser afetada durante o tratamento. Os homens tratados com HYDREA devem ser informados do risco de danos nos gâmetas e da possibilidade de preservação dos espermatozóides antes do início do tratamento.

13. Efeitos sobre a capacidade de conduzir e utilizar máquinas :

Os efeitos sobre a capacidade de conduzir e utilizar máquinas não foram estudados.

No entanto, HYDREA pode causar tonturas e outras perturbações neurológicas que podem afetar o estado de alerta.

14. Efeitos indesejáveis :

• **Classificação MedDRA de reacções adversas :**

As seguintes reacções adversas foram observadas durante o tratamento com HYDREA:

- Muito frequente: > 1/10
- Frequente: > 1/100 ;< 1/10
- Pouco frequentes: > 111000 ;< 1/100
- Raros: > 1/10000 ;< 1/1000
- Muito raros: < 1/10000
- Frequência indeterminada: não pode ser estimada com base nos dados disponíveis

Órgãos de classe do sistema	Frequência	Designação MedDRA
Doenças dos órgãos reprodutores e da mama	Muito frequente	Oligo, azoospermia geralmente reversível
Infecções e infestações	Raro	Gangrena
Doenças do sistema hematológico e linfático	Muito frequente	Depressão medular, diminuição da contagem de CD4, leucopenia, trombocitopenia, diminuição da contagem de plaquetas e anemia
	Indefinido	Anemia hemolítica
Tumores benignos, malignos e não malignos (incluindo quistos e pólipos)	Frequente	Cancro da pele
Afecções da pele e dos tecidos subcutâneos	Muito frequente	Vasculite Vasculite, dermatomiosite, alopécia, erupção maculopapular, erupção papular, esfoliação da pele, atrofia da pele, úlcera da pele, eritema, hiperpigmentação, perturbações das unhas
	Indefinido	Pigmentação das unhas, lúpus eritematoso cutâneo
Perturbações do metabolismo e da nutrição	Muito frequente	Anorexia
	Raro	Síndrome de lise tumoral
Perturbações psiquiátricas	Frequente	Alucinação, desorientação
Doenças do sistema nervoso	Frequente	Convulsões, tonturas, neuropatia neuropatia, sonolência, dores de cabeça
Doenças respiratórias, torácicas e do mediastino	Indefinido	Doença pulmonar intersticial, pneumopatia, alveolite,

Órgãos de classe do sistema	Frequência	Designação MedDRA
		alveolite alérgica, tosse
Perturbações gastrointestinais intestinal	Muito frequente	Pancreatite, náuseas, vómitos, diarreia, estomatite, obstipação, mucosite, desconforto gastrointestinal, dispepsia, úlceras na boca
Doenças hepatobiliares	Frequente	Hepatotoxicidade, aumento das enzimas hepáticas, colestase, hepatite
Condições músculo esquelético e sistémico	Indefinido	Lúpus eritematoso sistémico
Doenças dos rins e do sistema urinário	Muito frequente	Disúria, aumento da creatinina, uremia, uricemia
Perturbações e anomalias gerais gestão	Muito frequente	Pirexia, astenia, arrepios, mal-estar

Hipersensibilidade

Febre dos medicamentos

Foi notificada febre grave (>39°C), não infecciosa e, em alguns casos, com necessidade de hospitalização, isoladamente ou em associação com manifestações gastrointestinais, pulmonares, músculo-esqueléticas, hepatobiliares, dermatológicas ou cardiovasculares. A febre surgiu geralmente no prazo de 6 semanas após o início do tratamento com HYDREA e desapareceu rapidamente após a interrupção da hidroxicarbamida. A febre reaparecia nas 24 horas seguintes ao reinício do tratamento.

15. Declaração de suspeitas de reacções adversas :

É importante comunicar todas as suspeitas de reacções adversas depois de o medicamento ter sido autorizado. Isto permite um controlo contínuo da relação benefício/risco do medicamento. Os profissionais de saúde devem comunicar qualquer suspeita de reação adversa através do sistema nacional de notificação.

16. Overdose :

Em caso de sobredosagem, predomina o risco de toxicidade hematológica. Quando o tratamento é interrompido, a função medular regressa rapidamente.

Em alguns casos, podem ser necessárias transfusões de sangue.

'Foi notificada toxicidade mucocutânea aguda em doentes que receberam HYDREA em doses várias vezes superiores à dose terapêutica. Incluem dor, eritema violento e vermelhidão das palmas das mãos e plantas dos pés, seguidos de descamação das mãos e dos pés, hiperpigmentação cutânea generalizada grave e estomatite.

17.Propriedades farmacológicas :

17.1. Propriedades farmacodinâmicas:

Classe farmacoterapêutica :

Outros antineoplásicos.

Citostático ativo no ADN

(L. Antineoplásicos e imunomoduladores)

O mecanismo de ação da hidroxicarbamida não é totalmente conhecido. Inibe a síntese de ADN sem afetar a síntese de ARN. O seu início de ação é rápido, principalmente na medula óssea. Inibe primeiro a granulopoiese, depois a trombocitopoiese e, por fim, a eritropoiese.

Estes efeitos são rapidamente reversíveis após a interrupção do tratamento, o que, na maioria dos casos, implica a necessidade de um tratamento de manutenção contínuo com doses determinadas por revolução do hemograma.

A HYDREA também promove a sensibilização através da rádio.

17.2. Propriedades farmacocinéticas:

A hidroxicarbamida é rapidamente absorvida pela mucosa digestiva (pico sérico 2 horas após a ingestão) e difunde-se bem nos fluidos biológicos e nos tecidos. Os níveis atingidos são proporcionais à dose administrada.

HYDREA atravessa a barreira hemato-encefálica.

A excreção da hidroxicarbamida é essencialmente urinária; 80% da dose ingerida é eliminada em 12 horas, pelo que não há acumulação do produto.

17.3. Dosagem

Posologia: 15 a 30 mg/kg/dia, uma vez por dia (dose média diária de 500 a 1000 mg).

> LMCr: 20 a 30 mg/kg/dia

> Policitemia primária: 15 a 20 mg/kg/dia

> Trombocitemia essencial: 15 mg/kg/dia

Dosagem ajustada em função dos parâmetros:

> hematológicos (contagem de glóbulos brancos, contagem de plaquetas e hematócrito)

> fisiológico (insuficiência renal)

> tolerância

Se se esquecer de o tomar: não tome a dose em falta, mas aguarde pela dose seguinte.

Em caso de vómitos: não tomar uma dose suplementar, mas aguardar a dose seguinte.

As cápsulas devem ser engolidas inteiras, com um copo de água. As cápsulas podem ser abertas com precauções especiais: usar luvas e máscara. Lavar bem as mãos antes e depois de manusear as cápsulas. Alguns excipientes não solúveis podem persistir à superfície.

Cápsulas a tomar a horas fixas, com ou sem refeição

Armazenamento < 25°C, não embalar as cápsulas numa caixa de comprimidos

- EM RESUMO (o que precisa de saber sobre o 1'HYDROXYUREE)

Utilizada há mais de 25 anos, a hidroxiureia é o fármaco mais eficaz para prevenir e/ou atenuar as crises vaso-oclusivas (COV) e as síndromes torácicas na doença falciforme. No entanto, em 2016, continua a ser subutilizada, dada a sua eficácia, tolerabilidade e baixo custo.

Indicações

As indicações são as crises vaso-oclusivas graves, os síndromas torácicos recorrentes, o risco de acidente vascular cerebral (AVC) nas condições estritas abaixo descritas, o priapismo e a anemia grave inferior a 7 g/dl. A hidroxiureia é geralmente prescrita a partir dos 2 anos de idade, embora algumas equipas a tenham utilizado a partir dos 6 meses. Pode ser utilizada em até 25% dos doentes.

Tolerância

É eficaz nas doses recomendadas, entre 10 e 20 mg/kg/dia. No entanto, foram utilizadas doses mais elevadas, até à dose máxima tolerada de 30 ou mesmo 35 mg/kg/dia.

Podem ser observadas náuseas, cefaleia, alopécia e unhas pretas.

Do ponto de vista hematológico, as citopenias profundas são raras e reversíveis quando o tratamento é suspenso, permitindo a sua retoma numa data posterior. No entanto, no ambiente africano, dada a frequência da desnutrição e os riscos particulares de infeção, o aumento da dosagem deve ser feito com precaução.

O risco oncológico é nulo, dada a dimensão das coortes tratadas durante mais de 15 anos.

O acompanhamento **do crescimento das** crianças ordenhadas mostra que é completamente **normal.**

No entanto, **as consequências para a fertilidade masculina** devem ser cuidadosamente consideradas pelo prescritor. Por exemplo, pode ocorrer oligospermia ou mesmo azoospermia durante o tratamento; esta situação é geralmente reversível, mas este risco pode desencadear uma grande relutância na prescrição. Não se deve esquecer que os doentes que sofrem de formas graves da doença apresentam alterações nos seus espermogramas, independentemente do tratamento.

A fertilidade das mulheres tratadas **não é afetada**, podendo ser recomendada a contraceção durante o tratamento. Até à data, não existem provas de anomalias clínicas em crianças expostas in utero. No entanto, recomenda-se **a suspensão do tratamento** durante **4 meses antes da conceção**, tanto para as mulheres como para os homens tratados.

É de notar que podem ocorrer **episódios de sequestro esplénico** em doentes a tomar hidroxiureia.

Mecanismos de ação

São eles :

1. um aumento da hemoglobina de carga, que é conhecida por ter um efeito protetor;
2. Também uma redução dos glóbulos brancos e dos reticulócitos;
3. Por fim, reduz a adesão dos glóbulos vermelhos às células endoteliais vasculares.

Início e acompanhamento do tratamento

Trata-se de um tratamento de longa duração, cujo efeito se fará sentir entre 8 semanas e 6 meses. Por conseguinte, é essencial **preparar** bem **o doente e a sua família para os constrangimentos do acompanhamento**, nomeadamente as consultas clínicas e os controlos do hemograma.

O tratamento é **iniciado com uma dose de 10 mg/kg/dia;** a sua eficácia e tolerância serão avaliadas após 6 semanas e, se o efeito terapêutico não for alcançado, a dose pode ser aumentada de 3 em 3 meses, em incrementos de 5 mg/kg/dia, após verificação da ausência de citopenias através de um hemograma na consulta. Em particular, no caso de uma escalada terapêutica necessária devido à persistência dos sintomas, a **dose máxima tolerada deve ser procurada** através de um controlo hematológico regular.

Os critérios ocidentais de **tolerância** são > 2000 PN, > 6,5 g Hb, > 80.000 plaquetas. Alguns autores africanos recomendam outros critérios: 4000 PN, 150.000 plaquetas. A monitorização do hemograma pode ser espaçada em doentes controlados com doses moderadas de hidroxiureia, e não é necessário calcular o nível de HbF; o resultado clínico é de importância primordial.

As vacinas vivas são contra-indicadas durante o tratamento, pelo que é preferível que a criança tenha recebido as vacinas contra o sarampo e a febre amarela antes de iniciar o tratamento.

As doses de tratamento devem ser **adaptadas ao peso da criança.** Trata-se de um tratamento a longo prazo e o seu cumprimento deve ser discutido em cada consulta.

O medicamento é facilmente **administrado** tomando-o uma vez por dia, de preferência de manhã. As cápsulas são doseadas a 500 mg. O xarope disponível nos países desenvolvidos é mais caro e mais difícil de conservar em tempo quente.

Nos casos de vasculopatia cerebral, este tratamento nem sempre é eficaz. Os doentes com uma aceleração "simples" do doppler transcraniano devem receber prioritariamente uma transfusão mensal durante 3 meses. A hidroxiureia pode então ser indicada, mas apenas se o Doppler for normal e, idealmente, após verificação de que a RMN é normal. É então necessário verificar se a aceleração do Doppler não reaparece. Por outro lado, para os doentes que já sofreram um AVC, apenas o programa de transfusão se revelou até à data eficaz na prevenção da recorrência.

CAPÍTULO VIII

COMPLICAÇÕES RENAIS EM CRIANÇAS COM DOENÇA FALCIFORME

Síndrome nefrótica em crianças e algumas particularidades na doença falciforme

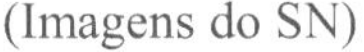

(Imagens do SN)

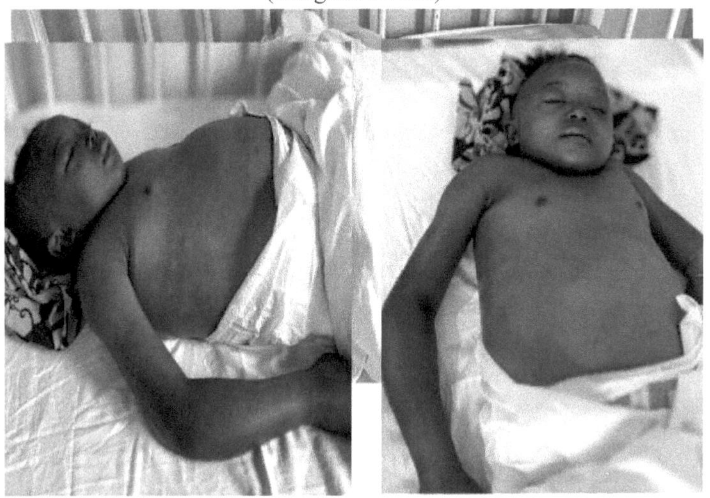

VIII.1 Caraterísticas da síndrome nefrótica

A síndrome nefrótica (SN) caracteriza-se pela presença de :

> **d'redemes,**

> **proteinúria maciça,**

> **hipoalbuminemia** e

> **hiperlipidemia.**

• **SN primária ou idiopática:** é a forma mais comum de SN em crianças com idades compreendidas entre um e 10 anos. Responde normalmente aos corticosteróides.

• **SN secundária:** está associada a uma doença infecciosa (por exemplo, glomerulonefrite pós-infecciosa, endocardite, hepatite B e C, infeção por VIH, malária, esquistossomose). Pode responder ao tratamento da causa subjacente.

As crianças com SN correm o risco de trombose, infecções bacterianas graves (particularmente S. pneumoniae) e desnutrição. Se não for tratada, a SN pode evoluir para insuficiência renal.

As crianças com anemia falciforme desenvolvem frequentemente uma síndrome nefrótica secundária (pós-infecciosa) devido ao risco de infeção e a crises vaso-oclusivas repetidas, sendo cortico-resistentes.

A síndrome nefrótica é muito perigosa na doença falciforme porque aumenta o risco de doença tromboembólica devido à hiperlipidemia, à hipercoagulabilidade e também promove crises vaso-oclusivas devido à hiperviscosidade do sangue, mas também devido à perda de imunoglobulinas que protegeriam contra a infeção.

VIII.2 Sinais clínicos :

• Normalmente, a criança apresenta-se com uma vermelhidão suave, indolor e em forma de balde. A sua localização varia em função da posição e da atividade. Ao acordar, a vermelhidão é periorbital ou facial. Quando a criança se levanta, a vermelhidão regride para a face e aparece nos membros inferiores.

Se a SN se agravar, a vermelhidão pode espalhar-se para o dorso ou para os órgãos genitais, ou tornar-se generalizada, com ascite e derrame pleural.

• Este redema deve ser distinguido do redema da desnutrição aguda grave (SAM): na SAM, a criança tem redemas bilaterais dos membros inferiores, que não variam consoante a posição. Nos casos mais graves, o redema progride para cima, ou seja, estende-se às mãos e depois ao rosto. Está normalmente associado a alterações típicas da pele e do cabelo (ver Kwashiorkor: Malnutrição жднё grave).

• Uma vez excluída a SAM, devem ser cumpridos os 2 critérios seguintes para efetuar um diagnóstico clínico de SN primária:

o Presença de proteinúria maciça e

o Ausência de infecções associadas: ver Hepatite B e C e infeção por VIH, Malária e Esquistossomose.

VIII.3. Laboratório

• Urina

o Medir a proteinúria com uma vareta de urina em três amostras de urina separadas (na primeira urina da manhã, se possível). No caso da SN, a proteinúria é igual ou superior a +++ ou igual ou superior a 300 mg/dl ou 30 g/litro. A SN é excluída se o exame não detetar uma proteinúria maciça.

o **Se a hematúria macroscópica ou microscópica > +, pensar em glomerulonefrite**.

• Sangue (se disponível)

o Albumina sérica inferior a 30 g/litro e hiperlipidemia.

o A ureia e a creatinina são normalmente normais.

• Efetuar todos os exames necessários para excluir uma SN secundária.

VIII.4. Tratamento

• Hospitalizar a criança para iniciar o tratamento.

• Os corticosteróides (prednisolona ou prednisona) estão indicados nos casos de SN primária.

• Antes de iniciar a terapêutica com corticosteróides :

o Tratar todas as infecções concomitantes, tais como pneumonia, peritonite, septicemia, faringite ou celulite. o Tratar todas as infecções concomitantes, tais como pneumonia, peritonite, septicemia, faringite ou celulite.

o Excluir a tuberculose ativa e/ou iniciar o tratamento anti-tuberculose.

• Corticoterapia

Ver o algoritmo abaixo. A duração total do tratamento inicial é de 2 a 4 meses.

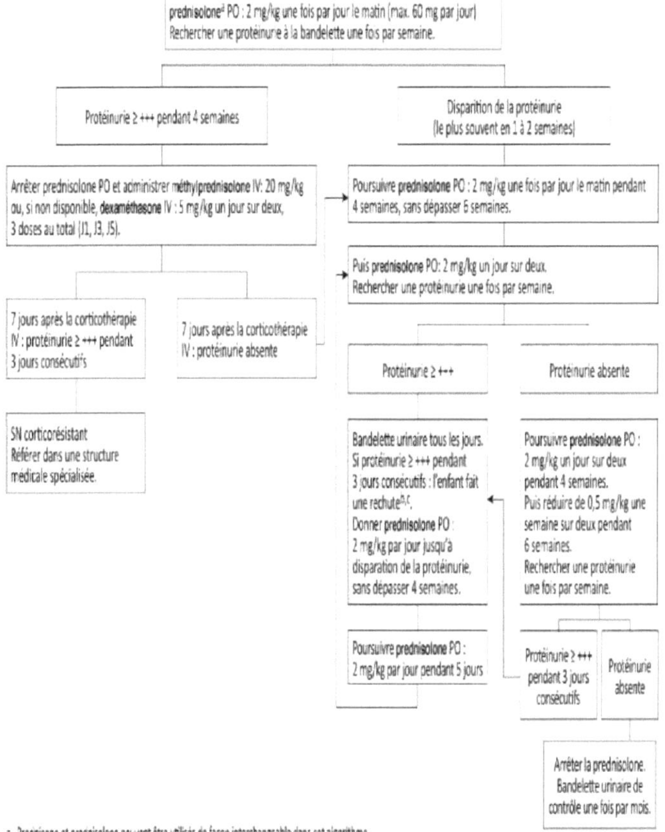

- Nutrição, hidratação, cuidados de enfermagem e acompanhamento

o Dieta sem adição de sal.

o Sem restrição de líquidos (risco de trombose devido à hipercoagulabilidade). Se o redemoinho for muito grave, a ingestão de líquidos pode ser inicialmente restringida (por exemplo, 75% da ingestão habitual), enquanto se controla a diurese.

o Incentivar a criança a andar e a brincar para evitar a trombose.

o A criança pode ter alta quando estiver estabilizada. Deve ser observada pelo menos uma vez por mês, ou mais frequentemente se indicado. A criança deve ser pesada e a proteinúria deve ser verificada em cada consulta.

o Pedir aos pais que continuem a dieta sem sal e que procurem aconselhamento médico se tiverem febre, dores abdominais, dificuldades respiratórias ou sinais de trombose.

• Gestão de infecções

Tratar as infecções logo que ocorram, mas não administrar profilaxia antibiótica por rotina.

• Vacinação

o Crianças com menos de 5 anos: verificar se a criança recebeu todas as vacinas do PEI, incluindo a vacina *contra o Haemophilus influenzae* tipo B, a vacina pneumocócica conjugada e, nas zonas endémicas, a vacina meningocócica conjugada. Caso contrário, atualizar a vacinação.

o Crianças com mais de 5 anos: verificar se receberam as vacinas conjugadas contra o tétano, o sarampo e o pneumococo e, nas zonas endémicas, a vacina conjugada contra o meningococo. Caso contrário, atualizar a vacinação.

• **III.5. Tratamento das complicações**

• **Diminuição do volume intravascular com risco de choque apesar do aspeto redematoso**

A criança tem uma diminuição da diurese associada a um dos seguintes sinais: tempo de recoloração capilar > 3 segundos, manchas na pele, extremidades frias, tensão arterial baixa.

Se estes sinais estiverem presentes, administrar **albumina humana a 5%** IV: 1 g/kg. Se a albumina não estiver disponível, administrar **lactato de Ringer** ou **cloreto de sódio a 0,9%**: 10 ml/kg durante 30 minutos.

• **Dificuldade respiratória devido a demência grave (raro)**

Os diuréticos só podem ser utilizados nesta situação e apenas se não houver sinais de diminuição do volume intravascular ou após correção da hipovolemia:

furosemida PO: 0,5 mg/kg duas vezes por dia

Se o tratamento não for eficaz, suspender a furosemida. Se a creatinina estiver normal, mudar para **espironolactona** PO: 1 mg/kg duas vezes por dia. A dose pode ser aumentada para 9 mg/kg por dia se a ascite persistir. Enquanto a criança estiver a tomar diuréticos, monitorizar a desidratação, hipocaliemia e trombose.

É necessário um tratamento especializado (incluindo exames adicionais, como uma biopsia renal, etc.):

- Para crianças com menos de 1 ano ou com mais de 10 anos,
- Em casos de SN corticoresistente,
- Em casos de síndroma nefrótico/nefrítico misto.

Em caso de SN corticoresistente, se não for possível o encaminhamento e como último recurso, tentar reduzir a proteinúria e retardar a insuficiência renal utilizando: **enalapril** PO: 0,1 a 0,3 mg/kg duas vezes por dia (começar com uma dose baixa e aumentar progressivamente, se necessário, até reduzir a proteinúria). Se possível, monitorizar o desenvolvimento de hipercaliemia. Esta medida é paliativa e o prognóstico da SN corticoresistente é mau na ausência de tratamento especializado.

NB: Os inibidores da ECA melhoram a filtração glomerular, reduzem a proteinúria e atrasam a insuficiência renal.

Na SN, a proteinúria é definida como a excreção urinária de proteínas superior a 50 mg/kg por dia em crianças. A medição quantitativa da proteinúria é normalmente efectuada numa amostra de urina de 24 horas. No entanto, a medição da proteinúria utilizando uma vareta é uma alternativa quando o teste não pode ser efectuado nestas condições.

CAPÍTULO IX

DOENÇA FALCIFORME E MALNUTRIÇÃO

As crises falciformes e as suas complicações conduzem a problemas de desnutrição, nomeadamente a síndrome sub-oclusiva (que reduz a absorção dos alimentos no intestino, criando um défice de nutrientes e de outros oligoelementos em vários órgãos). No entanto, as crises vaso-oclusivas que levam à isquemia dos tecidos/órgãos e a anemia resultante de crises hematológicas de sequestro esplénico e hepático ou de hiperhemólise levam a uma privação de nutrientes que poderiam ser utilizados para o crescimento e desenvolvimento adequados dos órgãos.

IX.1. Malnutrição :

IX. 1.1 Definição

A malnutrição caracteriza-se por uma **alimentação que não satisfaz as necessidades do organismo**. De acordo com a Organização Mundial de Saúde (OMS), a malnutrição é definida *como "deficiências, excessos ou desequilíbrios na ingestão de energia e/ou nutrientes de uma pessoa"*. A organização especifica que a desnutrição em todas as suas formas inclui **a subnutrição** (emaciação, atraso de crescimento, insuficiência ponderal), **as carências de vitaminas ou minerais, o excesso de peso, a obesidade e as doenças não transmissíveis relacionadas com a alimentação.**

IX.1.2. Tipos de malnutrição

O termo malnutrição abrange três grupos principais de doenças:

▶ **Subnutrição**: inclui **a emaciação** (baixo rácio peso/altura devido ao facto de a pessoa não ter ingerido alimentos suficientes ou ter tido diarreia que a fez perder peso), **o atraso de crescimento** (baixo rácio altura/idade) devido à subnutrição crónica, e a **insuficiência ponderal** (baixo rácio peso/idade) que resulta da combinação de emaciação e atraso de crescimento.

▶ **A malnutrição por micronutrientes** caracteriza-se por uma **deficiência ou excesso de micronutrientes,** ou seja, vitaminas e minerais essenciais.

▶ **Doenças relacionadas com a alimentação: excesso de peso e obesidade, bem como diabetes, acidentes vasculares cerebrais, doenças cardíacas e certos tipos de cancro.**

IX.1.3. Sintomas de malnutrição

Nas crianças, a malnutrição leva a :
* Crescimento atrofiado,
* Dificuldade de concentração,
* Aumento ou perda significativa de peso,
* Fadiga crónica e perturbações do sono,

- Pontos fracos,
- Dores articulares e/ou musculares.

"Uma carência grave e prolongada de vitamina C pode levar ao escorbuto, uma doença que, embora atualmente rara, é extremamente grave, com os seguintes sintomas:

- Cansaço intenso,
- Dores nas articulações,
- Manifestações cutâneas e hemorragias locais em várias partes do corpo.

Da mesma forma, **a carência de ferro** provoca anemia, que se caracteriza por :

- Um paleur,
- Fadiga e sensação de fraqueza.

IX.1.4. Causas da subnutrição

Existem muitas causas para a malnutrição das crianças, tal como ilustrado no diagrama abaixo.

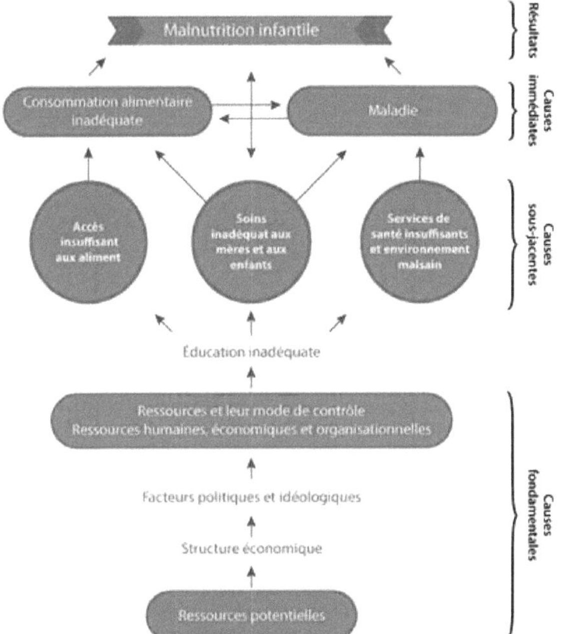

IX.1.5 Destacar as causas da subnutrição

É importante compreender as causas da subnutrição para avaliar a escala e a profundidade do problema, os progressos já efectuados e as possibilidades de progressos futuros.

IX.1.5.1. Causas imediatas

As duas principais causas são a ingestão inadequada de alimentos e a doença. A sua interação tende a criar um círculo vicioso: a criança subnutrida é menos resistente às doenças, adoece e, consequentemente, a subnutrição agrava-se.

IX.1.5.2. Causas subjacentes

Estas doenças dividem-se em três grupos, que conduzem a uma ingestão inadequada de alimentos e a doenças: insegurança alimentar das famílias, serviços de saúde e de saneamento inadequados e má qualidade dos cuidados prestados às crianças e às mulheres.

IX.1.6. Segurança alimentar do agregado familiar

É definida como o acesso sustentável a alimentos quantitativa e qualitativamente suficientes para garantir uma dieta adequada e uma vida saudável a todos os membros da família. A segurança alimentar das famílias depende do acesso aos alimentos, e não da disponibilidade dos mesmos. Mesmo que o mercado esteja cheio de produtos, uma família demasiado pobre para os comprar não goza de segurança alimentar.

IX.1.7 Serviços de saúde, água potável e saneamento

Serviços de saúde de boa qualidade e a preços acessíveis são essenciais para manter uma boa saúde. No entanto, em 35 dos países mais pobres do mundo, entre 30% e 50% da população não tem qualquer possibilidade de aceder a qualquer tipo de serviço de saúde. Sabe-se que a falta de acesso a água potável e a um saneamento básico eficaz, bem como as condições insalubres dentro e fora de casa, favorecem a propagação de doenças infecciosas. No entanto, mais de 1,1 mil milhões de pessoas continuam a não ter acesso a água potável e algumas delas não têm acesso a saneamento.

2,9 mil milhões de pessoas não dispõem de saneamento básico satisfatório.

IX.1.8. Práticas de cuidados

Cuidar de uma criança significa alimentá-la, educá-la e orientá-la. Esta é uma responsabilidade de toda a família e da comunidade. As práticas mais críticas a este respeito dizem respeito aos seguintes domínios:

1. **Nutrição:** o leite materno é o melhor alimento para os bebés, protegendo-os de infecções. No entanto, a partir dos seis meses de idade, o bebé deve receber alimentos complementares, pois o leite materno já não satisfaz todas as suas necessidades nutricionais. Durante este período de alimentação complementar - entre os seis meses e os 18 meses - a criança deve receber, pelo menos quatro vezes por dia, uma refeição rica em energia e nutrientes e de fácil digestão.

2. **Proteção da saúde das crianças:** as crianças devem receber os cuidados

de saúde essenciais no momento certo. Existe um calendário exato para as vacinações. As comunidades devem receber informações corretas sobre a saúde e as famílias devem ser ajudadas a procurar cuidados de saúde adequados em tempo útil.

3. *Apoio emocional e estimulação cognitiva para as crianças:* para se desenvolverem no seu melhor, as crianças precisam de encontrar apoio emocional e estimulação cognitiva por parte das pessoas que as rodeiam - pais ou outros. Estudos demonstraram que as crianças desnutridas que recebem estimulação verbal e cognitiva têm taxas de crescimento mais elevadas do que as que não recebem.

4. *Cuidados e apoio às mães:* a divisão desigual do trabalho e dos recursos no seio das famílias e das comunidades, que favorece sempre os homens, põe em causa o bem-estar das crianças e das mulheres. As medidas mais importantes para as mulheres grávidas ou a amamentar consistem em fornecer-lhes quantidades suplementares de alimentos de boa qualidade, poupá-las a trabalhos pesados, dar-lhes tempo para descansar e assegurar-lhes bons cuidados pré e pós-natais.

IX.1.9. Causas fundamentais

Todos os esforços feitos pelas famílias para assegurar uma boa nutrição podem ser prejudicados por factores políticos, jurídicos e culturais, tais como a medida em que os direitos das mulheres e das raparigas são protegidos pela lei e pelos costumes; o sistema político e económico que determina a distribuição do rendimento e dos bens; e as ideologias e políticas que regem os sectores sociais.

IX.1.10. CONSEQUÊNCIAS DA SUBNUTRIÇÃO As consequências da subnutrição

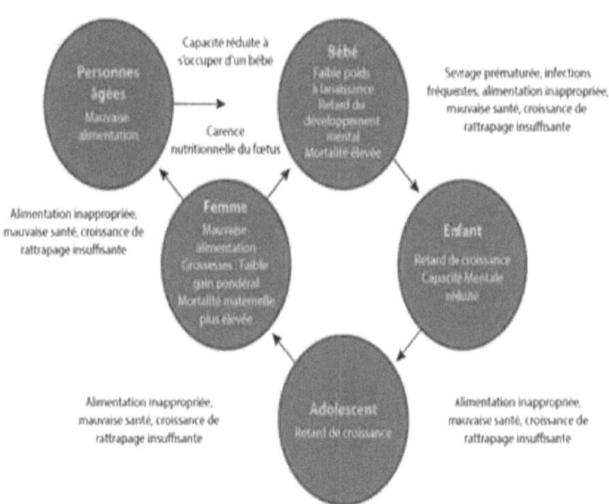

Personnes âgées
Mauvaise alimentation

Capacité réduite à s'occuper d'un bébé

Carence nutritionnelle du fœtus

Bébé
Faible poids à la naissance
Retard du développement mental
Mortalité élevée

Sevrage prématurée, infections fréquentes, alimentation inappropriée, mauvaise santé, croissance de rattrapage insuffisante

Alimentation inappropriée, mauvaise santé, croissance de rattrapage insuffisante

Femme
Mauvaise alimentation
Grossesses : Faible gain pondéral
Mortalité maternelle plus élevée

Enfant
Retard de croissance
Capacité Mentale réduite

Alimentation inappropriée, mauvaise santé, croissance de rattrapage insuffisante

Adolescent
Retard de croissance

Alimentation inappropriée, mauvaise santé, croissance de rattrapage insuffisante

CAPÍTULO X

DESNUTRIÇÃO GRAVE

SEVERO

A subnutrição aguda grave (SAM) resulta da ingestão insuficiente de energia (quilocalorias), gordura, proteínas e/ou outros nutrientes (vitaminas e minerais, etc.) para cobrir as necessidades do indivíduo.

A SAM está frequentemente associada a complicações médicas devido a perturbações metabólicas e a deficiências imunitárias. É uma das principais causas de morbilidade e mortalidade nas crianças em todo o mundo.

Os protocolos abaixo são dedicados ao diagnóstico e tratamento da SAM apenas em crianças dos 6 aos 59 meses de idade. Para mais informações sobre este grupo etário e para recomendações sobre outros grupos etários, consultar os protocolos nacionais ou especializados.

X.l. Avaliação clínica

X.1.1 Sinais físicos caraterísticos

- Marasmo :

o aspeto esquelético resultante da perda significativa de massa muscular e de gordura subcutânea.

o As costelas e os ossos faciais são proeminentes.

o A pele é fina, demasiado larga e forma pregas.

o Perda de peso. A perda de músculo é extrema e há pouca ou nenhuma gordura subcutânea. A pele é flácida e enrugada, sobretudo nas nádegas e nas coxas. Se apertar a pele entre dois dedos, não encontrará qualquer camada de gordura subcutânea.

o Vivacidade. Estas crianças não são apáticas como as crianças com kwashiorkor. Pelo contrário, os seus olhos profundos parecem alerta e muitas vezes parecem menos infelizes e irritáveis.

o Apetite. O apetite é preservado, mesmo feroz. Estas crianças chupam frequentemente os dedos, a roupa ou qualquer outra coisa, fazendo ruídos de sucção.

o Anorexia. Algumas crianças sofrem de anorexia.

o Diarreia. As fezes são por vezes soltas, mas isto não é constante. A diarreia infecciosa precipita frequentemente a evolução para o marasmo.

o Anemia. A anemia é frequente.

o Úlceras cutâneas. Podem existir úlceras cutâneas nos ossos mais proeminentes. No entanto, não há dermatose redémica ou escamosa.

o *Alterações do cabelo.* Pode haver alterações semelhantes às do kwashiorkor, mas mais frequentemente há uma mudança na textura do que na cor do cabelo.

o *Desidratação.* Embora não seja propriamente um sinal de queda, a desidratação acompanha-a frequentemente. Resulta de uma diarreia grave e/ou de vómitos.

(Imagens ilustrativas da criança com marasmo)

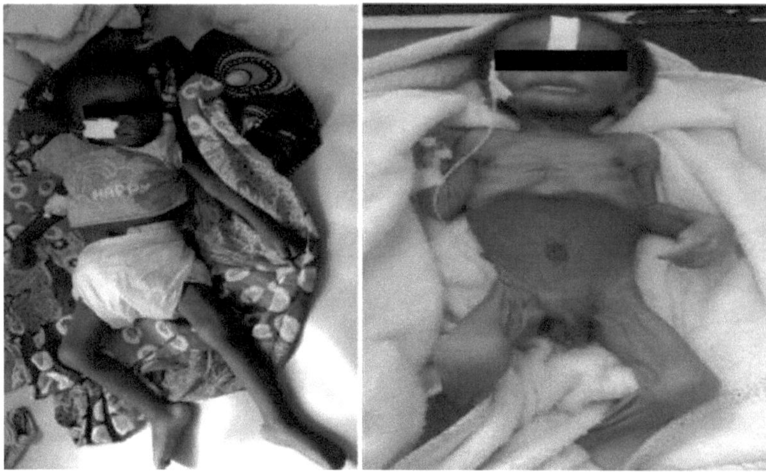

(Fonte: Hospital Saint Luc de Kisantu)

- Kwashiorkor :

o Apatia e anorexia.

o Calor.

o Fadiga, letargia.

o Irritabilidade.

o Atraso de crescimento.

o Inchaço abdominal com aumento do fígado devido a esteatose (excesso de gordura).

o Ascite (barriga grande e saliente)

o Perda de massa muscular.

o ffideme bilateral dos membros inferiores, estendendo-se por vezes a outras partes do corpo (por exemplo, braços e mãos, face).

o Cabelo descolorido e quebradiço; pele brilhante que pode rachar, escorrer (lesões cutâneas) ou ficar infetada.

o Perturbações psicomotoras.

o Comprometimento da função renal

Estamos a assistir a uma imunodeficiência, um estado avançado em que as funções vitais são afectadas, levando a um estado de choque, coma e depois à morte.

(Imagens de kwashiorkor e complicações)

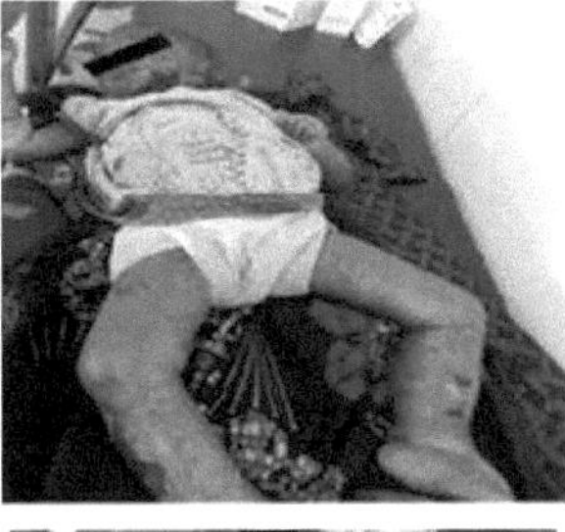

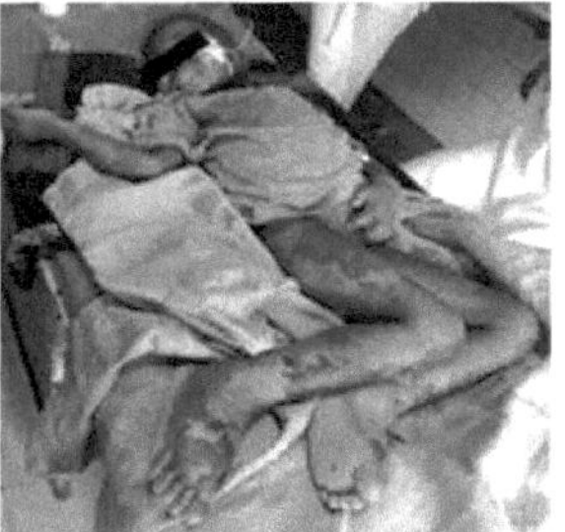

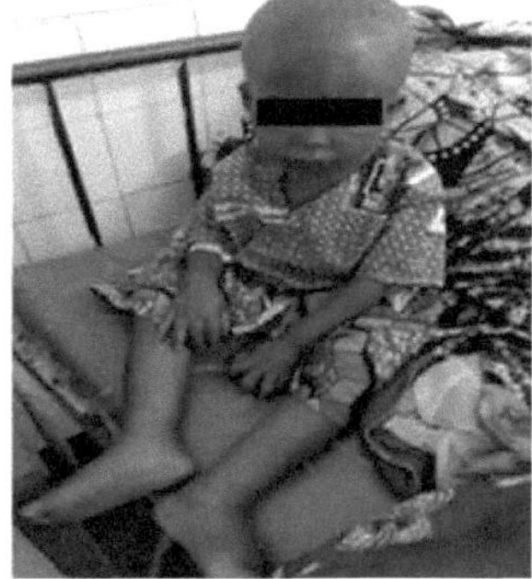

(Source : hôpital Saint Luc)

(Fonte: Hôpital Saint Luc)

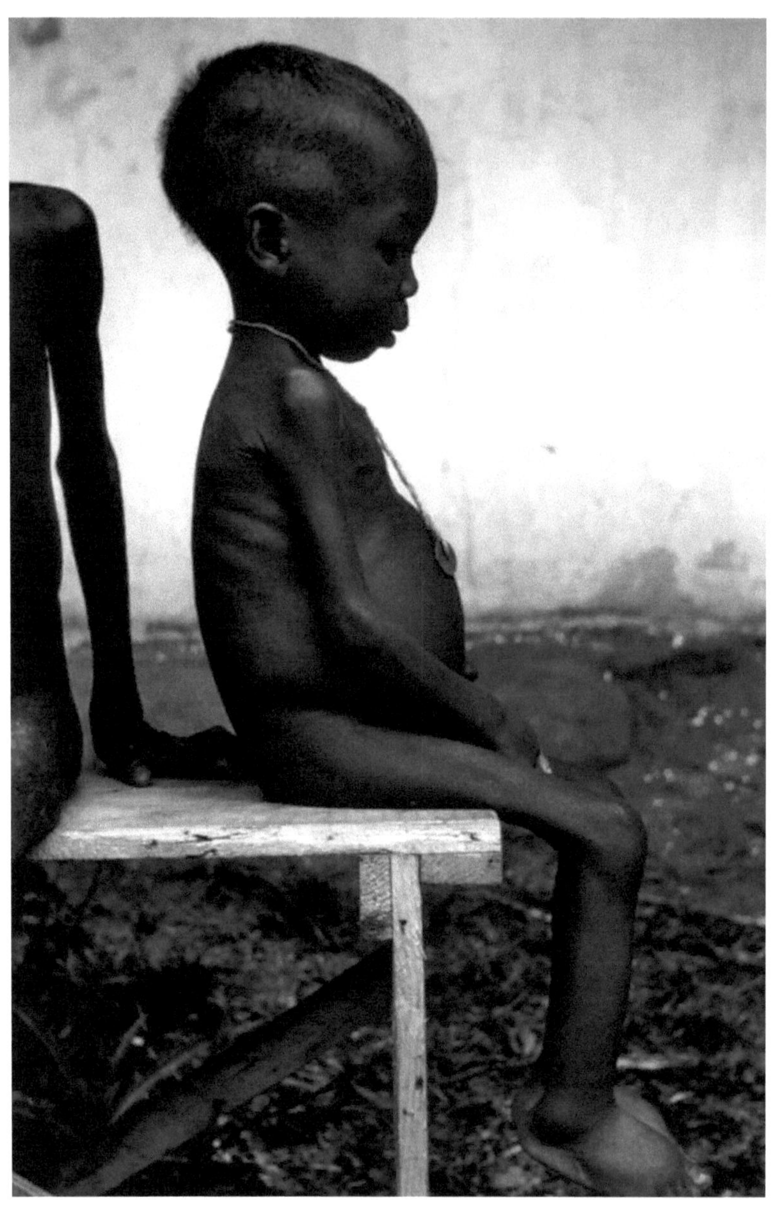

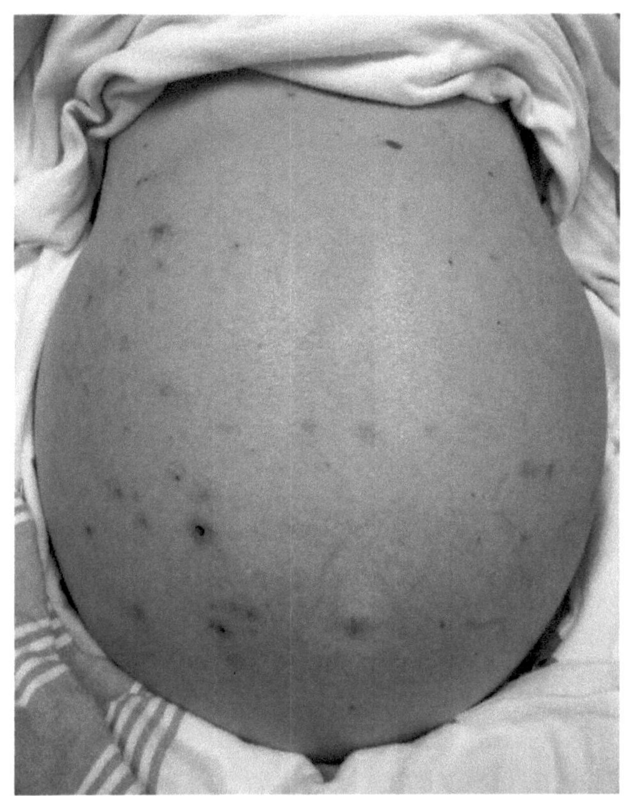

X.1.2. Comparação dos aspectos clínicos do kwashiorkor e do marasmo

Caraterísticas	Kwashiorkor	Marasmo
Atraso de crescimento	Presente	Presente
Perda de peso	Presente	Marca
redemes	Presente (por vezes moderado)	Ausente
Alterações capilares	Frequente	Menos frequente
Problemas de comportamento	Muito frequente	Raro
Dermatite escamosa	Habitual	Não presente
Apetite	Medíocre	Normal
Anémia	Por vezes grave	Moderee
Gordura subcutânea	Diminuído mas presente	Ausente
Rosto	Por vezes reddmatie	Emaciado, símio
Infiltração gordurosa do fígado	Presente	Ausente

X.1.3 Diagnóstico e critérios de admissão

Os critérios de diagnóstico da SAM são tanto antropométricos como clínicos:

• O perímetro braquial (PB) mede o grau de atrofia muscular. Um MUAC < 115 mm indica SAM e um risco elevado de morte.

• O valor z do peso/altura (PTZ) avalia o grau de perda de peso, comparando o peso da criança com o peso médio de crianças não desnutridas da mesma altura e sexo. A SAM é definida como um PTZ < -3 em comparação com os padrões de crescimento infantil da OMS.

• A presença de vermelhidão bilateral dos membros inferiores em forma de balde (após exclusão de outras causas de vermelhidão) indica SAM, independentemente da PB e do PTZ.

Os critérios de admissão aos programas de tratamento da SAM variam consoante o contexto. Consultar as recomendações nacionais.

X.1.4 Complicações médicas

• As crianças que sofrem de uma destas complicações graves devem ser tratadas no hospital:

o ffideme tomando a taça que se estende desde os membros inferiores até ao rosto;

o Anorexia (observada num teste de apetite) ;

o Outras complicações graves: vómitos persistentes, choque, alteração da consciência, convulsões, anemia grave (clinicamente suspeita ou confirmada), hipoglicemia persistente, lesões oculares devidas à carência de vitamina A, diarreia frequente ou abundante, disenteria, desidratação, malária grave, pneumonia, meningite, septicemia, infeção cutânea grave, febre de origem desconhecida, etc.

• As crianças que não apresentam as complicações acima referidas podem ser tratadas em regime ambulatório com acompanhamento médico.

X.1.5 Tratamento nutricional

• Todas as crianças com SAM devem receber tratamento nutricional.

• A gestão nutricional baseia-se na utilização de alimentos nutritivos especiais, enriquecidos com vitaminas e minerais: leites terapêuticos F-75 e F-100 e *alimentos terapêuticos prontos a utilizar* (RUTF).

• O tratamento nutricional é organizado por fases:

o A fase 1 (no hospital) tem por objetivo restabelecer as funções metabólicas e tratar ou estabilizar as complicações médicas. A criança recebe leite terapêutico F-75. Esta fase pode durar de 1 a 7 dias, após os quais a criança entra geralmente na fase de transição. As crianças com complicações médicas começam geralmente pela fase 1.

o o objetivo da fase de transição (no hospital) é assegurar que a criança tolera um aumento da ingestão de alimentos e que o seu estado clínico melhora continuamente. A criança recebe leite terapêutico F-100 e/ou RUTF.

Esta fase dura geralmente de 1 a 3 dias, após os quais a criança entra na fase 2.

o A fase 2 (em ambulatório ou no hospital) tem como objetivo incentivar um aumento rápido de peso e um regresso à curva de crescimento. A criança recebe RUTFs. Esta fase dura geralmente de 1 a 3 dias para as crianças hospitalizadas, após o que a criança continua o tratamento em ambulatório. As crianças sem complicações médicas entram diretamente nesta fase ambulatória. A fase ambulatória dura geralmente várias semanas.

• Incentivar o aleitamento materno entre as crianças amamentadas.

• Fornecer água potável para além das refeições, especialmente se a temperatura ambiente for elevada, se a criança tiver febre ou se estiver a tomar RUTF.

X.1.6 Cuidados médicos de rotina

Calendário de vacinação e de suplementação na infância

A criança deve ser vacinada e complementada de acordo com o calendário abaixo:

Idade	Novo calendário
Nascimento	BCG + VOP Zero + Hepatite B Zero
6 semanas	Penta 1 + Pneumo 1 + VPO1 + Rota1
10 semanas	Penta 2 + Pneumo 2 + VPO2 + Rota2
14 semanas	Penta 3 + Pneumo 3 + VPO3 + VPI
6 meses	Vitamina A 100 M UI
9 meses	RR1 + VAA
12 meses	Vitamina A 200 M UI
15 meses	RR2

Mas será adaptada de acordo com a política de saúde de cada país.

Para todas as crianças com SAM, quer sejam hospitalizadas ou tratadas em regime ambulatório:

Tratamento com antibióticos A partir de D1, a menos que haja sinais específicos de infeção:

    amoxicilina PO: 50 mg/kg (máx. 1 g) duas vezes por dia durante 5 a 7 dias

Malária No D1, teste de diagnóstico rápido em zonas endémicas e tratamento da malária em função dos resultados ou se o teste não estiver disponível (ver Malária).

Parasitas Na fase de transição ou na admissão em ambulatório,

intestinais	**albendazol** PO :
	Crianças dos 12 aos 23 meses: 200 mg em dose única
	Crianças com idade igual ou superior a 24 meses: 400 mg em dose única
Vacinação	• Na fase de transição ou na admissão num ambulatório, **vacina contra o sarampo** para crianças com idades compreendidas entre os 6 meses e os 5 anos, exceto se a documentação comprovar que a criança recebeu 2 doses de vacina administradas da seguinte forma: uma dose aos (ou após) 9 meses e uma dose pelo menos 4 semanas após a primeira dose.
	As crianças vacinadas entre os 6 e os 8 meses de idade devem ser revacinadas como acima (ou seja, com 2 doses) quando atingirem os 9 meses de idade, desde que haja um intervalo de 4 semanas após a primeira dose.
	• Outras vacinas incluídas no PAV: verificar o estado de imunização e encaminhar a criança para o serviço de imunização aquando da alta.
Tuberculose (TB)	No AJ1 e depois regularmente durante o tratamento, efetuar o rastreio da tuberculose. Se o rastreio for positivo, efetuar uma avaliação diagnóstica completa.
	Para mais informações, consultar o guia <u>da tuberculose</u>.
Infeção pelo VIH	Uma consulta e um teste de VIH (exceto se a mãe se recusar explicitamente).
	• Crianças com menos de 18 meses: testar a mãe com testes de diagnóstico rápido. Se a mãe for positiva, solicitar um teste PCR para a criança.
	• Crianças com 18 meses ou mais: testar a criança com testes de diagnóstico rápido.

X.1.7 Gestão de complicações

X.1.7.1 Infecções

• As infecções respiratórias, cutâneas e do trato urinário são comuns. No entanto, os sinais clássicos de infeção, como a febre, podem estar ausentes.

• Deve suspeitar-se de infeção grave ou sépsis em crianças letárgicas ou apáticas ou que apresentem uma complicação como hipotermia, hipoglicemia, convulsões, dificuldades respiratórias ou choque. Administrar imediatamente **ampicilina** IV 50 mg/kg a cada 8 horas + **gentamicina** IV 7,5 mg/kg uma vez por dia. Continuar este tratamento, exceto se for identificada a fonte de infeção e se for necessário um tratamento antibiótico diferente.

• Em caso de falha circulatória ou choque, administrar imediatamente **Ceftriaxone** IV, uma dose de 80 mg/kg, e depois procurar a origem da infeção para determinar o tratamento antibiótico adequado. Ver também Choque. Transfusão urgente como no caso de anemia grave (ver abaixo) se a hemoglobina (Hb) for < 6 g/dl.

• Para infecções menos graves, procure a fonte de infeção (ver Febre) e trate-a em conformidade.

• Se a febre estiver presente e causar desconforto, despir a criança. Se for insuficiente, administrar **paracetamol** em dose baixa PO: 10 mg/kg, até um máximo de 3 vezes em 24 horas. Incentivar a ingestão de líquidos (incluindo leite materno).

• Em caso de hipotermia, coloque a criança pele a pele contra o corpo da mãe e cubra-a com um cobertor quente. Tratar a infeção como acima descrito. Verificar os níveis de glucose no sangue e tratar a hipoglicemia, se necessário (ver Hipoglicemia).

• Nas crianças com kwashiorkor, a infeção das lesões cutâneas é frequente e pode evoluir para uma infeção dos tecidos moles ou sistémica. Se ocorrer uma infeção cutânea, interromper a amoxicilina e iniciar **amoxicilina/ácido clavulânico** PO. Utilizar formulações com um rácio de 8:1 ou 7:1. A dose é expressa em amoxicilina: 50 mg/kg duas vezes por dia durante 7 dias.

X.1.7.2 Anemia grave

• Se a Hb for < 4, ou < 6 com sinais de descompensação (como dificuldade respiratória) ou sangramento em andamento, é necessária uma transfusão nas primeiras 24 horas. Para saber o volume a ser transfundido e a monitoração do paciente durante e após a transfusão, ver Anemia.

• De preferência, utilizar um concentrado de glóbulos vermelhos (PRBC), se disponível. Monitorizar atentamente os sinais de sobrecarga de volume.

X.1.7.3 Diarreia e desidratação

• A diarreia é frequente. Os alimentos terapêuticos ajudam a restabelecer as funções fisiológicas do trato digestivo. A amoxicilina administrada como parte do tratamento de rotina reduz a proliferação bacteriana no intestino. A diarreia desaparece geralmente sem tratamento adicional. Se for necessário um tratamento etiológico, ver Diarreia aguda.

• A suplementação de zinco não é necessária se as crianças consumirem as quantidades recomendadas de alimentos terapêuticos.

• O diagnóstico de desidratação baseia-se na história da doença e nos sinais clínicos.

• A avaliação clínica é difícil em crianças com SAM porque a prega cutânea demora muito tempo a desaparecer e os olhos estão frequentemente encovados, mesmo que a criança não esteja desidratada.

• Para uma classificação do grau de desidratação adequado para crianças com SAM, consulte a tabela abaixo:

Consciencialização	Normal	Agitado ou irritável	Letárgico ou inconsciente
Sede	Não tem sede, bebe normalmente	Bebedor sedento e ganancioso	Dificuldade ou incapacidade de beber
Diurese	Normal	Reduzir	Ausente durante várias horas
Diarreia aquosa e/ou vómitos frequentes e recentes	Sim	Sim	Sim
Perda de peso clara, rápida e recente	Não	Sim	Sim

X.1.7.4 Diarreia aguda e sem desidratação (Plano A SAM)

• Fezes pouco frequentes e ligeiras (em ambulatório): **solução de reidratação oral (SRO)** PO: 5 ml/kg após cada fezes líquidas, para evitar a desidratação.

• Evacuações frequentes e/ou profusas (no hospital): **ReSoMal** PO ou sonda nasogástrica (NGT): 5 ml/kg após cada fezes líquidas, para evitar a desidratação.

• Em todos os casos, continuar a alimentar e a amamentar, e encorajar a criança a beber.

X.1.7.5 Diarreia aguda e desidratação moderada (Plano B SAM)

• Determinar o peso alvo (peso antes da diarreia) antes da reidratação. Se tal não for possível (por exemplo, admissão recente), estimar o peso alvo como o peso atual x 1,06.

• **ReSoMal** PO ou SNG: 20 ml/kg/hora durante 2 horas. Além disso, 5 ml/kg de **ReSoMal** após cada fezes líquidas, se tolerado.

• Avaliar após 2 horas (avaliação clínica e peso) :

o Se melhorar (regressão da diarreia e dos sinais de desidratação):

■ Reduzir **ReSoMal** para 10 ml/kg/hora até que os sinais de desidratação e/ou perda de peso (conhecida ou estimada) sejam corrigidos.

■ Avaliar de 2 em 2 horas.

■ Quando os sinais de desidratação tiverem desaparecido e/ou o peso pretendido tiver sido atingido, mudar para o Plano A SAM para evitar a desidratação.

o Se não houver melhoria após 2 a 4 horas ou se a reidratação oral for insuficiente para compensar as perdas de fluidos: passar ao Plano C SAM "com insuficiência circulatória".

• Continuar a alimentar e a amamentar.

• Monitorizar os sinais de sobrecarga volémica. Qualquer que seja o peso pretendido, interromper a reidratação se surgirem sinais de sobrecarga volémica.

X.1.7.6 Diarreia aguda e desidratação grave (Plano C SAM)

- Para todos os doentes:

o Procurar insuficiência circulatória (ver <u>Choque</u>).

o Estimar o peso alvo como o peso atual x 1.1.

o Medir os níveis de glucose no sangue e tratar <u>a hipoglicemia</u>, se necessário.

o Monitorizar os sinais vitais e os sinais de desidratação a cada 15 a 30 minutos.

o Monitorizar a diurese.

o Monitorizar os sinais de sobrecarga de flaps.

- Na ausência de insuficiência circulatória :

o **ReSoMal** PO ou NGT: 20 ml/kg durante 1 hora

o Se a criança estiver alerta, continue a alimentá-la, incluindo a amamentação.

o Avaliar após 1 hora:

■ Em caso de melhoria: passar para o plano B SAM, mantendo o mesmo objetivo de peso.

■ Se a criança não tolerar a reidratação PO/NGT (por exemplo, vómitos):

■ Parar o ReSoMal. Iniciar uma infusão IV de **glucose-Ringer lactato a 5% (G5%-RL)**: 10 ml/kg/hora durante 2 horas.

■ Avaliar após 2 horas de tratamento IV:

■ Se houver melhoria e/ou não houver vómitos, interromper a infusão de **G5%-RL** e passar ao Plano B SAM.

■ Se não houver melhoria ou se os vómitos persistirem, continuar a infusão de **G5%-RL**: 10 ml/kg/hora durante 2 horas.

■ Se houver deterioração com insuficiência circulatória: tratar como abaixo indicado.

- Em caso de insuficiência circulatória :

o Estabilizar (ver <u>Etat de Choc</u>)

o Administrar **Ceftriaxona** IV, numa dose de 80 mg/kg. O tratamento antibiótico subsequente depende da causa subjacente.

o Iniciar uma perfusão IV de **G5%-RL**: 10 ml/kg/hora durante 2 horas. Parar ReSoMal se a criança estiver a tomá-lo.

o Avaliar após 1 hora de tratamento IV:

■ Se houver melhoria e não houver vómitos, interromper a infusão IV e passar ao Plano B SAM, mantendo o mesmo peso alvo.

■ Se não houver melhoria :

■ Continuar a infusão IV **de G5%-RL**: 10 ml/kg/hora.

■ Preparação para uma transfusão de sangue.

o Avaliar após 2 horas de tratamento IV:

■ Em caso de melhoria, passar para o plano B SAM, mantendo o mesmo objetivo de peso.

■ Se não houver melhoria ou deterioração :

■ Medir a Hb basal e administrar uma transfusão de sangue através de uma linha separada. Para saber o volume a ser transfundido e a monitorização do doente durante e após a transfusão, ver Anemia.

■ Ao mesmo tempo que a transfusão, continuar a reidratação IV **com G5%-RL**: 10 ml/kg/hora durante mais 2 horas.

Sinais de sobrecarga volémica:

. FR > 10 respirações/minuto em comparação com a FR inicial, ou

. FC > 20 batimentos/minuto em relação à FC inicial

Mais uma das seguintes opções:

• Início ou agravamento da hipoxia (diminuição da SpO2 > 5%)

• Aparecimento de estertores e/ou crepitações nos campos pulmonares

• Aparecimento de um terceiro som cardíaco (som de galope)

• Aumento do tamanho do fígado (marcar o bordo do fígado com uma caneta antes da re-hidratação)

• Aparecimento de vermelhidão periférica ou palpebral

Outras complicações

Para outras complicações (a serem tratadas no hospital), ver :

• Hipoglicemia e convulsões.

• Pneumonia aguda.

• Estomatite.

• Xeroftalmia (carência de vitamina A).

X.1.8 Critérios de saída

Em geral :

• As crianças podem ter alta hospitalar e continuar o tratamento em regime ambulatório se estiverem preenchidos os seguintes critérios

o bom estado clínico geral ;

o controlo das complicações médicas ;

o capacidade de comer RUTFs (observada durante um teste de apetite);

o redução dos resgates ou ausência de resgates ;

o a pessoa que cuida da criança sente-se capaz de efetuar o tratamento em regime ambulatório;

o vacinas actualizadas ou encaminhamento para um serviço de vacinação organizado.

• As crianças podem completar o tratamento nutricional se os seguintes critérios forem cumpridos:

o acompanhamento dos problemas médicos e organização de tratamento ambulatório, se necessário (por exemplo, mudança de pensos, acompanhamento de doenças crónicas);

o vacinas actualizadas ou encaminhamento para um serviço de vacinação organizado;

o ausência de redemoinho e índice P/T > -2 ou PB > 125 mm durante pelo menos 2 semanas.

Os critérios de alta variam consoante o contexto. Consultar as recomendações nacionais.

NB: A desnutrição aguda grave abre a porta a uma série de patologias, que se encontram no cruzamento com patologias que também fazem parte das complicações da doença falciforme. Assim, para o prognóstico vital do doente falciforme, a SAM e a SS (doença falciforme) não podem andar de mãos dadas. Daí a importância da nutrição no tratamento da doença falciforme, tanto na fase preventiva como no tratamento e manutenção das crises.

X.2. Outras doenças favorecidas pela malnutrição

X.2.1. Xeroftalmia (carência de vitamina A) :

O termo xeroftalmia refere-se a todas as manifestações oculares da carência de vitamina A. Se não for tratada, a xeroftalmia progride muito rapidamente para a cegueira permanente.

Nas zonas endémicas, a carência de vitamina A e a xeroftalmia afectam principalmente as crianças (sobretudo as que sofrem de malnutrição e de sarampo) e as mulheres grávidas.

As doenças por deficiência de vitamina A podem ser prevenidas através da administração sistemática de retinol.

X.2.1.1. Sinais clínicos

• O primeiro sinal é a hemeralopia (perda da visão crepuscular): ao cair da noite, a criança esbarra nos objectos e deixa de se mexer.

• Depois, os outros sinais aparecem gradualmente:

o Xerose conjuntival: conjuntiva bulbar seca, baça, espessa, enrugada e insensível

o Mancha de Bitot: mancha musgosa, cinzento-prateada na conjuntiva bulbar, frequentemente bilateral (sinal específico mas nem sempre presente).

o Córnea xerosa: córnea seca e baça

o Ulcerações da córnea

o Queratomalácia (fase terminal): amolecimento da córnea, seguido de perfuração do globo ocular e cecite. Nesta fase, o exame oftalmológico deve ser muito cauteloso (risco de rutura da córnea).

X.2.1.2. Tratamento

Tratar nas fases iniciais para evitar complicações graves. Desde que a ulceração afecte menos de um terço da córnea e a pupila seja poupada, a visão pode ser preservada. A fase irreversível da ceratomalácia também deve ser tratada, para salvar o outro olho e a vida do doente.

> **Retinol (vitamina A)** PO :

- O tratamento é o mesmo, independentemente da fase clínica, exceto nas mulheres grávidas.

Criança < 6 meses50   000 UI (2 gotas) uma vez por dia em D1, D2 e D8

Crianças de 6 meses a < 1 ano 100 000 UI (4 gotas) uma vez por dia em D1, D2 e D8

Crianças > 1 ano e adultos 200 000 UI (uma cápsula) uma vez por dia em D1, D2 e D8

> a) Não engolir a cápsula. Cortar a ponta da cápsula e administrar a dose diretamente na boca.

- (b)A deficiência de vitamina A é excecional em crianças amamentadas com menos de 6 meses.

• O tratamento em mulheres grávidas varia consoante a fase da gravidez:

o Hemeralopia e manchas de Bitot: não exceder uma dose de 10 000 UI uma vez por dia ou 25 000 UI uma vez por semana (risco de malformação fatal) durante um mínimo de 4 semanas.

o Lesões da córnea: o risco de cegueira é superior ao risco teratogénico: 200 000 UI uma vez por dia nos dias 1, 2 e 8.

O envolvimento da córnea é uma emergência médica. Para além da administração imediata de retinol, tratar ou prevenir sistematicamente uma infeção bacteriana secundária com **tetraciclina oftálmica a 1%**, uma aplicação duas vezes por dia (nunca utilizar gotas oculares que contenham corticóides) e cobrir com um penso ocular após cada aplicação.

Prevenção

• Administrar sistematicamente retinol PO a crianças com sarampo (uma dose em D1 e D2).

• Em áreas onde a deficiência de vitamina A é endémica, a suplementação com **retinol** PO:

Crianças < 6 meses	000 UI (2 gotas) dose única
Crianças de 6 meses a < 1 ano	100 000 UI (4 gotas) a cada 4 a 6 meses
Crianças de 1 a < 5 anos	200 000 UI (uma cápsula) a cada 4 a 6 meses

Mulheres após o parto 200 000 UI (uma cápsula) dose única

As patologias mais frequentemente encontradas incluem :

CAPÍTULO XI

PATOLOGIAS RESPIRATÓRIAS

Neste capítulo, falaremos apenas das patologias mais frequentemente encontradas.

XI.1 Rinite (constipação) e rinofaringite :

XI.1.1. Sinais clínicos

• Corrimento ou obstrução nasal, com ou sem dor de garganta, febre, tosse, olhos lacrimejantes; diarreia em bebés. A presença de um corrimento nasal purulento não indica uma superinfeção bacteriana.

• Em crianças com menos de 5 anos, os tímpanos devem ser verificados sistematicamente para detetar otite média associada.

XI.1.2. Tratamento

• Não administrar antibióticos: os antibióticos não aceleram a recuperação nem previnem complicações.

• O tratamento é sintomático:

o Desobstrução do nariz por lavagem com cloreto de sódio a 0,9% à razão de 3 x 5 gotas / dia / 6 dias.

o Febre e dor de garganta: paracetamol PO durante 2 a 3 dias

Nos bebés, é de 15-20 mg/ kg / por dose, em 2 ou 3 doses, consoante a intensidade da dor e a persistência da febre.

o Vitamina em certos casos, à razão de 10-15 mg/kg/tomar em 3 doses diárias durante 3 a 5 dias

o Zinc Co 20mg: 10 mg / dia// 5-10 dias para bebés com menos de 1 ano de idade e 20 mg para bebés com mais de 1 ano de idade.

XI.2 Sinusite aguda

A sinusite aguda é uma inflamação de uma ou mais cavidades sinusais de origem infecciosa ou alérgica.

A maioria dos casos de sinusite infecciosa é de origem viral e evolui para uma recuperação espontânea em menos de 10 dias. O tratamento é sintomático. 'A sinusite bacteriana aguda pode ser uma superinfeção de uma sinusite viral ou primária, ou de origem dentária. Os germes mais frequentemente implicados são o *Streptococcus pneumoniae, o Haemophilus influenzae* e *a Moraxella catarrhalis*.

É importante distinguir a sinusite bacteriana da rinofaringite comum (ver Rinite e rinofaringite). Apenas a sinusite bacteriana justifica o tratamento com antibióticos.

Se não forem tratadas, as formas graves nas crianças podem evoluir para complicações graves devido à propagação da infeção para o osso, órbita ou meninges.

XI.2.1. Sinais clínicos

XI.2.1.1. Sinusite do adulto

• Descarga purulenta unilateral ou bilateral, obstrução nasal e

• Dor na face, unilateral ou bilateral, que aumenta quando o doente inclina a cabeça para a frente; pressão dolorosa na testa ou na região maxilar.

• A febre é moderada ou inexistente.

A persistência dos sintomas após 10 a 14 dias, ou o agravamento dos sintomas após 5 a 7 dias, ou a gravidade dos sintomas (dor intensa, febre alta, deterioração do estado geral) são indicativos de sinusite.

XI.2.1.2 Sinusite em crianças

• Os mesmos sintomas; podem ser acompanhados de irritabilidade ou letargia, tosse ou vómitos.

• Em caso de infeção grave: deterioração do estado geral, febre superior a 39°C, vermelhidão periorbital ou facial.

XI.2.2. Tratamento

XI.2.2.1 Tratamento sintomático

• Febre e dor.

• Nariz entupido por lavagem com cloreto de sódio a 0,9%. Rinite de Cfr

XI.2.2.2. Antibioterapia

• *Em* adultos:

O tratamento com antibióticos está indicado se o doente preencher os critérios de duração ou gravidade dos sintomas. O tratamento de primeira linha é a amoxicilina-ácido clavulânico PO.

Se o diagnóstico for incerto (sintomas moderados e < 10 dias) e o doente puder ser reexaminado nos próximos dias, iniciar o tratamento sintomático, como para a rinofaringite ou a sinusite viral.

• Nas crianças:

A terapêutica com antibióticos está indicada se a criança tiver sintomas graves ou sintomas moderados associados a factores de risco (por exemplo, imunodepressão, **doença falciforme**, asma).

o O tratamento de primeira linha é a amoxicilina PO :

amoxicilina PO durante 7 a 10 dias

Crianças: 25-30 mg/kg 3 vezes por dia (máx. 3 g por dia)

Adulto: 1 g 3 vezes ao dia

o Se o tratamento não for bem sucedido após 48 horas: **amoxicilina/ácido clavulânico** PO durante 7 a 10 dias. Utilizar apenas as formulações 8:1 ou 7:1. A dose é expressa em amoxicilina:

Crianças < 40 kg: 25 mg/kg duas vezes por dia

Crianças > 40 kg e adultos :

Proporção de 8:1: 2000 mg por dia (2 comprimidos de 500/62,5 mg duas vezes por dia)

Relação 7:1: 1750 mg por dia (1 comprimido de 875/125 mg duas vezes por dia)

o Em caso de alergia à penicilina:

eritromicina PO durante 7 a 10 dias

Crianças: 30 a 50 mg/kg por dia

Adulto: 1 g 2 a 3 vezes por dia

• Para a etmoidite em bebés, ver **Celulite periorbital e orbital** .

Outros tratamentos

• Extração do dente se for a causa da sinusite, sob tratamento com antibióticos.

• Em caso de complicações oftalmológicas (oftalmoplegia, midríase, diminuição da acuidade visual, anestesia da córnea), consultar o cirurgião para drenagem.

XI.3 Angina (faringite) a1диё

XI.3.1. Sinais clínicos

• Sinais comuns a todas as dores de garganta: dor de garganta, disfagia (dificuldade em engolir), inflamação das amígdalas e da faringe, adenopatias cervicais anteriores sensíveis, com ou sem febre.

• Sinais específicos em função da causa :

Formas frequentes :

• **Angina eritematosa** (garganta vermelha) ou eritematopultácea (garganta vermelha e revestimento esbranquiçado): esta apresentação é comum à angina viral e estreptocócica. A avaliação utilizando os critérios Centor pode reduzir a utilização empírica de antibióticos na ausência de um teste de diagnóstico rápido para a faringite estreptocócica. Se não for encontrado mais do que um critério de Centor, a origem estreptocócica pode ser excluída. No entanto, se existirem factores de risco para complicações pós-estreptocócicas (imunodepressão, antecedentes pessoais ou familiares de RAA) ou complicações locais ou gerais, os critérios de Centor não devem ser utilizados e deve ser prescrita terapêutica antibiótica o mais rapidamente possível.

Critérios Centor

Temperatura > 38 °C1

Não tossex1

Adenopatia(s) cervical(ais) sensível(is)   1

Envolvimento das amígdalas   (aumento de volume ou 1 exsudado)

Num doente com mais de 14 anos de idade, a probabilidade de se tratar de uma faringite estreptocócica é baixa. Deve suspeitar-se de mononucleose infecciosa (MI) devida ao vírus Epstein-Barr em adolescentes ou adultos jovens que apresentem fadiga intensa e adenopatia difusa, frequentemente associada a esplenomegalia. A angina eritematosa ou eritemato-pultácea pode também ser devida ao gonococo ou ocorrer no contexto de uma infeção primária pelo VIH. Nestes casos, é sobretudo a história do doente que conduz ao diagnóstico.

• **Angina pseudomembranosa** (garganta vermelha coberta por uma falsa membrana muito aderente)

• **Angina vesicular** (grupos de pequenas vesículas ou úlceras nas amígdalas): sempre viral (vírus coxsackie ou infeção primária por herpes).

• **Angina úlcero-necrótica**: cancro sifilítico da amígdala, com um bordo duro e indolor; ulceração amigdalina mole ao tato num doente com má higiene dentária, mau hálito (angina de Vincent).

Outras formas de faringite:

• Manchas na mucosa oral (sinal de Koplik) com conjuntivite e erupção cutânea.

• Língua escarlate "framboesa" associada a uma erupção cutânea: escarlatina devida ao estreptococo A

- Complicações locais: abcessos peritonsilares, retrofaríngeos ou laterais: febre, dor intensa, disfagia, voz embargada, trismo (contracturas involuntárias da mandíbula), desvio unilateral da úvula.

- Complicações gerais :

o Complicações pós-estreptocócicas: RAA, glomerulonefrite aguda, etc.

o **Sinais de gravidade em crianças**: desidratação grave, dificuldade significativa em engolir, envolvimento do trato respiratório superior, deterioração do estado geral.

o Complicações de toxinas: difteria.

- Diagnóstico diferencial: epiglotite.

XI.3.2. Tratamento

• Tratamento sintomático (febre e dor): paracetamol ou ibuprofeno PO (<u>febre</u>).

• Critérios Centor < 1: angina viral, geralmente com recuperação espontânea em poucos dias (ou semanas no caso de NMI): sem tratamento antibiótico.

• Critérios Centor > 2 ou escarlatina: administrar antibióticos anti-estreptocócicos:

o Se estiver disponível equipamento de injeção de uso único, a benzatina benzilpenicilina é o tratamento de escolha: a resistência do estreptococo à penicilina continua a ser rara, é o único antibiótico com eficácia comprovada na redução da incidência de RAA e o tratamento é administrado numa dose única.

Benzatina benzilpenicilina IM

Crianças com menos de 30 kg (ou menos de 10 anos): 600 000 UI em dose única Crianças com mais de 30 kg (ou mais de 10 anos) e adultos: 1,2 UI em dose única

- A penicilina V é o tratamento oral de eleição, mas a sua duração pode tornar a adesão ao tratamento um problema.

Fenoximetilpenicilina (penicilina V) PO durante 10 dias

Crianças com menos de 1 ano: 125 mg 2 vezes por dia

Crianças de 1 a <6 anos: 250 mg duas vezes por dia

Crianças dos 6 aos   <12 anos: 500 mg duas vezes por dia

Crianças a partir dos 12 anos e adultos: 1 g duas vezes por dia

• A amoxicilina PO é uma alternativa e o tratamento tem a vantagem de ser relativamente curto. 'No entanto, a amoxicilina pode causar reacções cutâneas em doentes com DNI não diagnosticada, pelo que deve ser evitada se a DNI não tiver sido excluída.

Amoxicilina PO durante 6 dias

Crianças: 25 mg/kg duas vezes por dia

Adulto: 1 g duas vezes por dia

• Os macrólidos devem ser reservados para os doentes alérgicos à penicilina devido à frequência da resistência aos macrólidos e à falta de avaliação da sua eficácia na prevenção da RAA.

Azitromicina PO durante 3 dias

Criança: 20 mg/kg uma vez por dia (máx. 500 mg por dia)

Adulto: 500 mg uma vez por dia

• Angina <u>gonocócica</u> e sífilis: o mesmo tratamento que para a <u>gonorreia</u> e <u>a sífilis</u>.

XI.4 Infecções do ouvido :

XI.4.1. Otite externa aguda

Inflamação difusa do canal auditivo externo, de origem bacteriana ou fúngica, favorecida por maceração, traumatismo do canal auditivo, presença de um corpo estranho, eczema ou psoríase.

XI.4.1.1. Sinais clínicos

• Prurido do canal auditivo ou otalgia, frequentemente intenso e aumentado pela tração do pavilhão auricular; sensação de "ter o ouvido tapado";

corrimento claro ou purulento ou ausência de corrimento

• Otoscopia (remover previamente os resíduos da pele e as secreções com um cotonete seco ou uma compressa de algodão seco):

o vermelhidão e vermelhidão difusa ou eczema infetado do canal auditivo

o verificar a ausência de corpos estranhos

o tímpano normal, se visível (o exame é muitas vezes dificultado por vermelhidão e dor)

XI.4.1.2. Tratamento

• Remoção do corpo estranho, se presente.

• Tratamento da dor: paracetamol PO

• Tratamento local:

o Remover as secreções com um cotonete seco ou uma compressa de algodão seco. A lavagem/aspiração com seringa de cloreto de sódio a 0,9% só deve ser considerada se o tímpano tiver sido claramente visualizado e estiver intacto (não perfurado). Em todos os outros casos, a lavagem dos ouvidos é contra-indicada.

o Aplicar gotas auriculares **de ciprofloxacina** no ouvido

alcançada durante 7 dias:

Crianças > 1 ano: 3 gotas duas vezes por dia

Adultos: 4 gotas 2 vezes por dia

XI.4.2. Otite média (ŭðuë (AOM)

Inflamação aguda do ouvido médio, de origem viral ou bacteriana, muito frequente nas crianças com menos de 3 anos, rara nos adultos. Os principais germes responsáveis pela otite bacteriana aguda são o *Streptococcus pneumoniae, o Haemophilus influenzae, a Moraxella catarrhalis* e, nas crianças mais velhas, o *Streptococcus pyogenes*.

XI.4.2.1 Sinais clínicos

• Início rápido de dor de ouvidos (nos bebés: choro, irritabilidade, insónia, recusa alimentar) e corrimento (otorreia) ou febre.

• A combinação de outros sinais, como rinorreia, tosse, diarreia ou vómitos, é comum e pode confundir o diagnóstico, tornando necessário o exame dos tímpanos.

• Otoscopia: tímpano vermelho vivo (ou amarelado se estiver prestes a romper-se) e efusão de pus, externa (otorreia em tímpano perfurado) ou não (tímpano abaulado e opaco). A associação destes sinais com otalgia ou febre confirma o diagnóstico de OMA.

Atenção:

Os sinais seguintes não são suficientes para fazer um diagnóstico de OMA:

• Uma vermelhidão isolada, sem abaulamento ou perfuração do tímpano, aponta para uma otite viral no contexto de uma infeção das vias respiratórias superiores, ou pode dever-se ao choro e aos gritos da criança, ou a uma febre alta.

• ʲA presença de bolhas ou de uma efusão de líquido por detrás de um tímpano intacto, sem sinais/sintomas de infeção ;iiguc , corresponde a uma otite média seromucosa (OMS).

• As complicações possíveis, sobretudo em crianças de risco (desnutrição, imunodeficiência, malformação do ouvido), são a otite média crónica supurativa e, mais raramente, a mastoidite, o abcesso cerebral e a meningite.

XI.4.2.2. Tratamento

- Em todos os casos :

o Tratar <u>a febre </u>e <u>as dores</u>: paracetamol PO (Capítulo 1).

o As lavagens auriculares são contra-indicadas em caso de perfuração timpânica ou se o tímpano não tiver sido corretamente visualizado durante o exame. Não há indicação para a instilação de gotas auriculares.

- Indicações para a terapêutica antibiótica :

o O tratamento com antibióticos é prescrito como primeira medida para crianças com menos de 2 anos de idade, crianças com sinais de infeção grave (vómitos, febre > 39°C, dor de ouvido grave) e crianças em risco de mau resultado (desnutrição, imunodeficiência, malformação do ouvido).

o Para outras crianças:

■ Se a criança puder ser reexaminada após 48 a 72 horas: é preferível esperar antes de prescrever um antibiótico, uma vez que a evolução pode ser espontaneamente favorável e pode ser suficiente um tratamento sintomático curto para a febre e a dor. O antibiótico é prescrito se o quadro clínico se agravar ou não melhorar após 48 a 72 horas.

■ Se a situação não permitir que a criança seja vista novamente, são prescritos antibióticos o mais rapidamente possível.

o Para as crianças em tratamento com antibióticos: pedir à mãe que regresse se a febre ou as dores persistirem após 48 horas de tratamento.

- Escolha da terapia antibiótica :

o A amoxicilina é o tratamento de primeira linha:

amoxicilina PO durante 5 dias

Criança: 30 mg/kg 3 vezes por dia (máx. 3 g por dia)

Adulto: 1 g 3 vezes ao dia

• ᵉA amoxicilina/ácido clavulânico é utilizada em 2 casos em que o tratamento falhou.

O insucesso é definido como a persistência de febre e/ou dor após 48 horas de tratamento.

amoxicilina/ácido clavulânico (co-amoxiclav) PO durante 5 dias

Utilizar formulações 8:1 ou 7:1. A dose é expressa em amoxicilina:

Crianças < 40 kg: 25 mg/kg duas vezes por dia

Crianças > 40 kg e adultos :

Proporção 8:1: 2000 mg por dia (2 comprimidos de 500/62,5 mg duas vezes por dia)

Relação 7:1: 1750 mg por dia (1 comprimido de 875/125 mg duas vezes por dia)

A persistência de um corrimento isolado, sem febre ou dor, numa criança cujo estado clínico tenha melhorado (regressão dos sinais inflamatórios gerais e locais) não justifica uma alteração do tratamento antibiótico. Limpar cuidadosamente o canal externo localmente com um disco de algodão seco até o corrimento parar.

• Os macrólidos devem ser reservados para os raros doentes alérgicos à penicilina, uma vez que são frequentes os insucessos terapêuticos (resistência aos macrólidos).

Azitromicina PO

Crianças com mais de 6 meses: 10 mg/kg uma vez por dia durante 3 dias

XI.4.3. Otite média crónica supurativa (OMCS)

Infeção bacteriana crónica do ouvido médio associada à perfuração do tímpano e a uma descarga purulenta persistente. Os principais organismos causadores *são Pseudomonas aeruginosa, Proteus* sp, estafilococos, outras bactérias Gram-negativas e anaeróbios.

XI.4.3.1. Sinais clínicos

• Corrimento purulento durante mais de 2 semanas, frequentemente associado a perda de audição ou surdez, sem dor ou febre.

• Otoscopia: perfuração do tímpano e descarga purulenta

• Complicações :

o Pensar na superinfeção (OMA) em caso de febre com dor de ouvidos e tratar em conformidade.

o A mastoidite deve ser considerada se houver um início rápido de febre alta com deterioração do estado geral, dor de ouvido intensa e/ou inchaço doloroso atrás da orelha.

o Pensar em abcesso cerebral ou meningite em caso de confusão, rigidez do pescoço ou sinais neurológicos focais (por exemplo, paralisia facial).

XI.4.3.2. Tratamento

• Remover as secreções com um cotonete ou algodão seco.

• Aplicar gotas auriculares **de ciprofloxacina** no ouvido afetado até o corrimento parar (cerca de 2 semanas, máx. 4 semanas):

Crianças a partir de um ano: 3 gotas 2 vezes por dia

Adultos: 4 gotas 2 vezes por dia

• Complicações :

o Mastoidite crónica: trata-se de uma emergência médica que requer hospitalização imediata e tratamento antibiótico prolongado para cobrir os germes responsáveis pelo OMCS **(ceftriaxona** IM10 dias).

+ **ciprofloxacina** PO 14 dias), cuidados locais não traumáticos (limpeza do canal) e, eventualmente, tratamento cirúrgico. Se o doente tiver de ser transferido, administrar a primeira dose de antibiótico antes da transferência.

o <u>Meningite</u>

XI.5. Pneumonia a1диё:

XI.5.1. Pneumonia em crianças com menos de 5 anos de idade

Os germes mais comuns são os vírus, o pneumococo e *o Haemophilus influenzae.*

XI.5.1.1. Sinais clínicos

• Tosse ou dificuldades respiratórias

• Febre frequentemente elevada (superior a 39°C), mas pode ser moderada ou ausente (frequentemente um sinal de gravidade).

O exame clínico deve ser efectuado numa criança calma, para que se possa medir corretamente a frequência respiratória e procurar sinais de gravidade.

A criança tem taquipneia (ritmo respiratório rápido) se :

FR > 60/minuto numa criança com menos de 1 mês de idade

FR > 50/minuto numa criança de 1 a 11 meses

FR > 40/minuto numa criança com idade entre 12 meses e 5 anos

• À auscultação: tonturas com diminuição do murmúrio vesicular, crepitação e por vezes sopro tubário (inspiratório e intenso) ou auscultação pulmonar normal.

• Sinais ou critérios de gravidade (pneumonia grave) :

o o puxão subcostal: a parte inferior da parede torácica comprime-se na inspiração enquanto a parte superior do abdómen se eleva.

o Cianose (lábios, mucosa bucal, unhas) ou SpO2 < 90%.

o Abanar o nariz

o Perturbações da consciência (criança sonolenta ou com dificuldade em acordar)

o Estridor (som rouco ao inspirar)

o Gemido (som curto e repetitivo produzido pelo fecho parcial das cordas vocais durante a expiração)

o Recusa de beber ou de amamentar

o Criança com menos de 2 meses

o Desnutrição grave

Comentários:

• Nas crianças malnutridas, os limiares devem ser reduzidos em 5/minuto.

• O aperto subcostal só é significativo se for permanente e claramente visível. Se só for visto quando a criança está perturbada e a alimentar-se, e não em repouso, não há arrastamento torácico.

• Em crianças com menos de 2 meses de idade, é normal que haja um moderado recuo do tórax, uma vez que a parede torácica é flexível.

• Se apenas os tecidos moles entre as costelas e/ou acima da clavícula estiverem deprimidos, não há tração subcostal.

Pensar em :

• Malária em zonas endémicas, que também pode causar tosse com taquipneia.

• Estafilococose pleuropulmonar em casos de empiema ou inchaço abdominal doloroso e diarreia associada.

• Pneumocystis em casos de infeção por VIH confirmada ou suspeita (ver Infeção por VIH e SIDA).

• Tuberculose:

o Tosse, febre e fraco aumento de peso numa criança em contacto com um doente com tuberculose. Para o diagnóstico, consultar o Guia da Tuberculose.

o em casos de pneumonia complicada por empiema (derrame pleural de pus).

XI.5.1.2. Tratamento

XI.5.1.2.1 Pneumonia grave (no hospital)

XI.5.1.2.1.1. Crianças com menos de 2 meses de idade

O tratamento de primeira linha é uma combinação de **ampicilina** IV lenta (3 minutos) durante 10 dias + **gentamicina** IV lenta (3 minutos) ou IM durante 5 dias:

Criança	< 2 kg	**ampicilina** 50 mg/kg de 12 em 12 horas + **gentamicina** 3 mg/kg uma vez por dia
0 - 7 dias	> 2 kg	**ampicilina** 50 mg/kg de 8 em 8 horas + **gentamicina** 5 mg/kg uma vez por dia
Criança 8 dias - < 1 mês		**ampicilina** 50 mg/kg de 8 em 8 horas + **gentamicina** 5 mg/kg uma vez por dia
Criança 1 mês - < 2 mês		**ampicilina** 50 mg/kg de 6 em 6 horas + **gentamicina** 6 mg/kg uma vez por dia

Para a ampicilina, é preferível a via IV. A via IM pode ser uma alternativa.

Se a ampicilina não estiver disponível, as alternativas são **cefotaxima** IV lenta (3 minutos) ou perfusão (20 minutos) ou IM durante 10 dias (para as doses, ver <u>Meningite)</u>, ou, como último recurso: **ceftriaxona** IV lenta (3 minutos) ou perfusão (30 minutos; 60 minutos em recém-nascidos) ou IM: 50 mg/kg uma vez por dia durante 10 dias.

Se a condição clínica não melhorar após 48 horas de tratamento bem gerido, adicionar **cloxacilina** IV durante 10 a 14 dias:

Crianças 0 - 7 dias	< 2 kg	**cloxacilina** 50 mg/kg de 12 em 12 horas
	> 2 kg	**cloxacilina** 50 mg/kg de 8 em 8 horas
Crianças > 7 dias	< 2 kg	**cloxacilina** 50 mg/kg de 8 em 8 horas
	> 2 kg	**cloxacilina** 50 mg/kg de 6 em 6 horas

XI.5.1.2.1.2. Crianças com idades compreendidas entre os 2 meses e os 5 anos

O tratamento de primeira linha é:

ceftriaxona IM ou I^-slow (3 minutos): 50 mg/kg uma vez por dia ou

ampicilina IV lenta (3 minutos) ou IM: 50 mg/kg de 6 em 6 horas + **gentamicina** IV lenta (3 minutos) ou IM: 6 mg/kg uma vez por dia A ampicilina é administrada de preferência em 4 injecções. Se tal não for possível, dividir a dose diária em pelo menos 3 injecções.

O tratamento é administrado por via parentérica durante, pelo menos, 3 dias; em seguida, se o estado clínico da criança melhorar e ela puder tolerar a via oral, deve ser administrada **amoxicilina** PO: 30 mg/kg 3 vezes por dia para completar 10 dias de tratamento.

Se o estado da criança se deteriorar ou não melhorar após 48 horas de tratamento bem gerido, adicionar **cloxacilina** em perfusão IV: 25 a 50 mg/kg de 6 em 6 horas. Após melhoria clínica e 3 dias de apirexia, seguir com **amoxicilina/ácido clavulânico (co-amoxiclav)** PO para completar 10 a 14 dias de tratamento. Utilizar apenas as formulações 8:1 ou 7:1. A dose é expressa em amoxicilina: 50 mg/kg duas vezes por dia.

Se o estado clínico da criança não melhorar após 48 horas de ceftriaxona + cloxacilina, considerar a hipótese de tuberculose. Para o diagnóstico em crianças, consultar o guia <u>Tuberculose</u>.

Se a tuberculose for improvável, continuar a ceftriaxona + cloxacilina e adicionar azitromicina (ver <u>Pneumonia atípica)</u>.

Nota:

• Existem protocolos específicos para as crianças malnutridas.

• No caso de um empiema grande, avaliar a necessidade de drenagem. Tratar contra o pneumococo e o estafilococo (ver <u>doença estafilocócica pleuropulmonar)</u>.

XI.5.1.3. Tratamento adjuvante

- <u>Febre</u>: paracetamol PO
- Bebés: manter-se quente.
- Posicionar o doente numa posição de ligeira propensão ou semi-sentada.
- Desbloquear a nasofaringe (lavar com cloreto de sódio a 0,9%, se necessário).
- Oxigénio ao ritmo necessário para atingir SpO2 > 90% ou, se não houver oxímetro de pulso, O2 a um ritmo mínimo de 1 litro/minuto.
- Assegurar uma hidratação e uma nutrição corretas:

o Em caso de dificuldades respiratórias graves: administrar 70% das necessidades básicas de líquidos por via venosa. Retomar a hidratação/alimentação oral o mais rapidamente possível (ausência de dificuldades respiratórias graves, criança capaz de comer).

Se o acesso venoso não for possível, introduzir uma sonda gástrica: em crianças com menos de 12 meses: 5 ml/kg/hora; em crianças com mais de 12 meses: 3 a 4 ml/kg/hora; alternando leite e água. Retomar a alimentação oral o mais rapidamente possível.

- Na ausência de dificuldades respiratórias graves: aleitamento materno a pedido; leite, alimentos sólidos, água, à colherada.
- Solução de re-hidratação oral, se necessário (desidratação).

XI.5.1.2.2. Pneumonia sem sinais de gravidade

XI.5.1.2.2.1 Crianças com menos de 2 meses de idade

Encaminhar para o hospital e tratar como <u>pneumonia grave</u>.

XI.5.1.2.2.2 Crianças com idades compreendidas entre os 2 meses e os 5 anos

Tratar em ambulatório, exceto se a criança tiver menos de 1 ano de idade.

Amoxicilina PO: 30 mg/kg 3 vezes por dia durante 5 dias.

Consulte a criança novamente após 48 a 72 horas, ou mais cedo se o estado se agravar:

- Melhoria: continuar com o mesmo antibiótico até ao fim do tratamento.
- Sem melhoria no terceiro dia de tratamento bem administrado: adicionar azitromicina (ver <u>Pneumonia atípica</u>).
- Agravamento: hospitalizar e tratar como se fosse uma pneumonia grave.

XI.5.1.2.2.3 Pneumonia em crianças com mais de 5 anos e adultos

Os germes mais comuns são os vírus, o pneumococo e *o Mycoplasma pneumoniae.*

XI.5.1.2.3. Sinais clínicos

- Tosse, expetoração mais ou menos purulenta, febre, dores no peito, taquipneia.
- Exame pulmonar: diminuição do murmúrio vesicular, embotamento, foco

de crepitação, por vezes sopro tubário.

Um início abrupto, com febre superior a 39°C, dor torácica e presença de herpes labial, é sugestivo de pneumococo. Por vezes, os sintomas podem ser enganadores, especialmente nas crianças, com dores abdominais, síndroma meníngeo, etc.

Os sinais de gravidade a ter em conta são :
- Cianose (lábios, mucosa oral, unhas)
- Abanar o nariz
- Tração intercostal ou supra-clavicular
- FR > 30/minuto
- Frequência cardíaca > 125/minuto
- Perturbação da consciência (sonolência, confusão)

Os doentes de risco incluem os idosos e os que sofrem de insuficiência cardíaca, doença falciforme, bronquite crónica grave, imunodeficiência (desnutrição grave, infeção por VIH com CD4 < 200).

XI.5.1.2.4. Tratamento

XI.5.1.2.4. .1. Pneumonia grave (no hospital)

Ceftriaxona IM ou IV lenta (3 minutos)

Crianças: 50 mg/kg uma vez por dia

Adulto: 1 g uma vez por dia

O tratamento é administrado por via parentérica durante pelo menos 3 dias; em seguida, se o estado clínico melhorar e o doente puder tolerar a via oral, retomar **a amoxicilina** PO para completar 7 a 10 dias de tratamento: Criança: 30 mg/kg 3 vezes por dia (máx. 3 g por dia).

Adulto: 1 g 3 vezes por dia ou **ampicilina** lenta IV (3 minutos) ou IM Criança: 50 mg/kg de 6 em 6 horas Adulto: 1 g de 6 a 8 horas A ampicilina é melhor administrada em 4 injecções. Se tal não for possível, dividir a dose diária em pelo menos 3 injecções.

O tratamento é administrado por via parentérica durante pelo menos 3 dias e, em seguida, se o estado clínico melhorar

e o doente puder tolerar a via oral, continuar com amoxicilina PO como acima indicado, para completar 7 a 10 dias de tratamento.

Se o estado clínico se deteriorar ou não melhorar após 48 horas de tratamento bem gerido, administrar ceftriaxona como acima indicado + **cloxacilina** IV:

Crianças: 25 a 50 mg/kg de 6 em 6 horas

Adulto: 2 g de 6 em 6 horas

Após a melhoria clínica e 3 dias de apirexia, assumir o controlo

com **amoxicilina/ácido clavulânico (co-amoxiclav)** PO para completar 10 a 14 dias de tratamento. Utilizar apenas as formulações 8:1 ou 7:1. A dose é expressa em amoxicilina:

Crianças < 40 kg: 50 mg/kg duas vezes por dia

Crianças > 40 kg e adultos:

Rácio 8:1: 3000 mg por dia (2 comprimidos de 500/62,5 mg 3 vezes por dia)

Relação 7:1: 2625 mg por dia (1 comprimido de 875/125 mg 3 vezes por dia)

Se o estado clínico não melhorar após 48 horas de ceftriaxona + cloxacilina, suspeitar de tuberculose. Para o diagnóstico, consultar o guia <u>Tuberculose</u>.

Se a tuberculose for improvável, continuar a ceftriaxona + cloxacilina e adicionar azitromicina (ver <u>Pneumonia atípica</u>).

XI.5.1.2.4.2. Tratamento adjuvante

• <u>Febre</u>: paracetamol PO.

• Desbloquear a nasofaringe (lavar com cloreto de sódio a 0,9%, se necessário).

• Oxigénio ao ritmo necessário para obter SpO2 > 90% ou, se não houver oxímetro de pulso, O2 a um ritmo mínimo de 1 litro/minuto.

• Mantenha-se bem hidratado e alimente-se bem.

XI.5.1.2.5. Pneumonia sem sinais de gravidade (ambulatório)

Amoxicilina PO

Criança: 30 mg/kg 3 vezes por dia (máx. 3 g por dia) durante 5 dias Adulto: 1 g 3 vezes por dia durante 5 dias.

Voltar a ver o doente após 48 a 72 horas (ou mais cedo se estiver pior):

• Melhoria: continuar com o mesmo antibiótico até ao fim do tratamento.

• ᵉSem melhorias até ao terceiro dia de tratamento bem gerido: adicionar azitromicina (ver <u>Pneumonia atípica</u>).

• Agravamento: hospitalização e tratamento como no caso de pneumonia grave.

XI.6. Pneumonia de arrasto :

Em caso de pneumonia que não responde aos tratamentos acima referidos, considerar a pneumonia atípica, a tuberculose ou a pneumocistose (<u>infeção por VIH e SIDA</u>).

As bactérias mais frequentemente responsáveis pela pneumonia atípica *são a Mycoplasma pneumoniae* e *a Chlamydophila pneumoniae*. Pode ser administrado um dos seguintes antibióticos:

Como tratamento de primeira linha**, a azitromicina** PO

Criança: 10 mg/kg (máx. 500 mg) uma vez por dia durante 5 dias

Adulto: 500 mg tomados uma vez no Dia 1, depois 250 mg uma vez por dia do Dia 2 ao Dia 5.

Por defeito,

eritromicina PO

Criança: 10 mg/kg (máx. 500 mg) 4 vezes por dia durante 10 a 14 dias
Adulto: 500 mg 4 vezes por dia durante 10 a 14 dias ou
doxiciclina PO (exceto em mulheres grávidas ou a amamentar)
Crianças com menos de 45 kg: 2 a 2,2 mg/kg (máx. 100 mg) duas vezes por dia durante 10 a 14 dias.
Crianças com peso igual ou superior a 45 kg e adultos: 100 mg duas vezes por dia durante 10 a 14 dias

CAPÍTULO XII

PATOLOGIA DIGESTIVA

Os doentes com anemia falciforme são vítimas de patologias digestivas, sendo a clínica dominada por febre, dores abdominais e perturbações digestivas, mas por vezes o doente é assintomático, sendo a patologia digestiva descoberta por exames de rotina ou monitorização. Infelizmente, o custo elevado de certos exames para-clínicos limita o melhor tratamento numa população com pobreza manifesta.

Os doentes com doença falciforme apresentam uma variedade de patologias gastrointestinais, incluindo cálculos biliares, hepatite, lamas biliares, hepatomegalia, crises dolorosas, cirrose de várias etiologias.

1. Importância da dieta no tratamento da doença falciforme.

Embora ainda não exista cura para a anemia falciforme, certas medidas higiénicas e dietéticas podem ajudar a limitar o risco de infeção, a reduzir a frequência e/ou a intensidade dos ataques, bem como a compensar o risco de perda de peso e de carências nutricionais.

2. Higiene alimentar

O cumprimento das regras de higiene alimentar é muito importante para os doentes com doença falciforme devido à sua suscetibilidade a infecções. O objetivo destas medidas é ajudar a reduzir o risco de infecções bacterianas, em particular a Salmonella.

• Lavar as mãos antes de cozinhar e comer

• Lavar as mãos, os utensílios e a superfície de trabalho após o contacto com alimentos crus

• Lavar bem a fruta e os legumes frescos antes de os comer

• Certifique-se de que a carne e os ovos são bem cozinhados. Tenha em atenção que algumas preparações podem conter carne crua: molhos, maionese caseira, certas sobremesas caseiras (tiramisu, mousse de chocolate, etc.).

• Consumir produtos lácteos (leite, queijo, produtos lácteos) rotulados como "pasteurizados".

3. Uma alimentação equilibrada

A anemia falciforme é uma doença que pode provocar uma série de carências nutricionais, por várias razões: perda de apetite em situações de crise, hemólise grave, fadiga crónica, perda de peso, etc. É por isso que é importante assegurar aos doentes falciformes uma alimentação variada e equilibrada.

Podem beneficiar de um tratamento baseado na micronutrição para responder às suas necessidades específicas e manter as funções do seu organismo.

O consumo regular de oleaginosas, leguminosas e peixe e/ou marisco, por exemplo, fornece regularmente selénio, ferro e vitamina E, cujas funções são, respetivamente, limitar a hemólise, o transporte de oxigénio e a formação de hemoglobina, e ajudar a sintetizar o heme (um componente da hemoglobina).

Devido à hemólise crónica, as pessoas com anemia falciforme têm frequentemente carências de vitaminas B9 (que intervêm na formação dos glóbulos vermelhos) e B12 (síntese dos glóbulos vermelhos). Por isso, o consumo de legumes de folha, cereais integrais, leguminosas e produtos de origem animal (carne, fígado de aves, gemas de ovos) pode ajudar a suprir as suas necessidades.

Se necessário, o médico pode prescrever um suplemento de folato (L-metilfolato de cálcio).

As necessidades de cálcio e de fósforo também aumentam nos doentes, razão pela qual é tão importante ingerir uma quantidade suficiente de produtos lácteos, fruta e legumes frescos e águas cálcicas. O consumo regular de peixes gordos, como o salmão ou a sardinha, ajuda a cobrir as necessidades de vitamina D, que promove a absorção de cálcio e fósforo.

Além disso, uma alimentação equilibrada fornece os nutrientes necessários para estimular o sistema imunitário, como o selénio, o cobre e a vitamina A, que provêm do peixe e do marisco, das leguminosas e dos frutos e legumes.

Por fim, a hidratação também é importante: deve ser suficiente ao longo do dia e aumentada, nomeadamente em caso de ataques vaso-oclusivos.

As pessoas com anemia falciforme devem prestar muita atenção à sua alimentação e seguir uma dieta equilibrada, rica em proteínas. Devem também ingerir alimentos ricos em cálcio e vitaminas.

Viver com uma doença como a anemia falciforme pode ser difícil, mas isso não o deve impedir de cuidar de si. O seu corpo pode precisar de mais energia do que os outros para lidar com os desafios da doença. Comer o suficiente e ter uma dieta equilibrada é uma forma simples de se dar mais energia. O seu metabolismo não funciona como o das pessoas que não têm a doença: na anemia falciforme, as oclusões vasculares causadas pela acumulação de glóbulos vermelhos em forma de meia-lua (conhecidos como células falciformes) desencadeiam acontecimentos fisiopatológicos que exigem um consumo particularmente elevado de energia e de proteínas.

Preste muita atenção à sua ingestão alimentar e fale com a sua equipa de saúde se sentir que não está a obter energia suficiente da sua alimentação.

Qual é a melhor dieta para pessoas com doença falciforme ?

Certifique-se de que consome alimentos ricos em proteínas e energia com uma ingestão suficiente de calorias. Os alimentos de origem animal como as aves, o peixe, os ovos e os lacticínios são boas fontes de proteínas. Se segue uma dieta vegana ou prefere comer alimentos de origem vegetal, opte por uma variedade de alimentos e inclua legumes, leguminosas e seus derivados (como tofu, lentilhas, feijões e ervilhas), bem como raízes, tubérculos, frutas e cereais. As fontes de hidratos de carbono, que lhe dão energia, são os legumes e a fruta.

A desnutrição nos doentes falciformes deve ser prevenida, pois expõe o doente a um risco acrescido, apesar de os repetidos ataques vaso-oclusivos e hematológicos provocarem um atraso no crescimento e no peso, dando origem às caraterísticas de uma desnutrição crónica global, com uma incompatibilidade peso/altura, altura/idade ou peso/idade que o distingue automaticamente das pessoas da mesma geração.

Embora a desnutrição aguda grave seja rara nos doentes com anemia falciforme, é uma situação de risco de vida pelo simples facto de a desnutrição aguda grave enfraquecer vários órgãos, nomeadamente o fígado, os rins e o coração, com alteração das vilosidades intestinais, reduzindo a absorção dos alimentos no tubo digestivo. No entanto, cada ataque tem repercussões nos mesmos órgãos.

O que precisa de saber:

• **Hemólise:** quando ocorre hemólise, a hemoglobina é libertada e ataca os rins; a anemia, através da hipovolemia e da hipoxia, tem também repercussões nos rins e no coração, podendo mesmo levar a enfartes;

• **Crises vaso-oclusivas:** conduzem a enfarte do miocárdio, enfarte dos rins, enfarte do fígado e do baço, associadas a infecções repetidas, que podem conduzir a cirrose hepática.

O conjunto das duas entidades (doença falciforme e desnutrição aguda grave) torna os doentes falciformes mais vulneráveis e mais delicados de gerir.

Na anemia falciforme (AF), a fisiopatologia específica da AF inclui um tempo de vida reduzido dos glóbulos vermelhos inferior a 25%, bloqueio vascular, acidente vascular cerebral, dor isquémica (particularmente nas mãos, pés, membros e abdómen), sobreprodução compensatória de glóbulos vermelhos pela medula óssea e taxa metabólica basal acelerada. A maioria dos doentes não consegue restabelecer níveis de hemoglobina superiores a 6-8 g/dl. As crianças e os jovens em causa têm, portanto, necessidades energéticas mais elevadas e sofrem de anemia crónica grave. O tratamento ótimo destas crianças requer, portanto, atenção não só aos aspectos vasculares e imunológicos da doença, mas também às suas necessidades nutricionais.

4. antropometria na AD

As curvas de crescimento mostram que as crianças afectadas são, em média, mais baixas, mais leves e têm uma massa corporal inferior à dos seus pares, bem como um atraso na maturação sexual, apesar de consumirem uma dieta aparentemente semelhante à das outras crianças. Estes resultados podem ser atribuídos a duas causas subjacentes fundamentais:

(a) 6-22% de aumento do gasto energético em repouso (REE) devido ao aumento da substituição de proteínas na ordem dos 44-100% na medula óssea hiperactiva; e

(b) Menor consumo de calorias (80% em estado de equilíbrio, redução de 39% durante os ataques dolorosos)

5. necessidades nutricionais na publicidade

5.1.Macronutrientes :

Energia

Os resultados do aumento do gasto energético em repouso são indicativos da necessidade de aumentar a ingestão de calorias pelas crianças com DA. Estudos de suplementação proteica e calórica utilizando sondas nasogástricas mostraram melhorias clínicas e de crescimento - indicando a existência de um problema de desnutrição. No entanto, estes resultados não são geralmente transpostos para a prática.

Água

A desidratação e a hemoconcentração, particularmente durante estados febris, são factores desencadeantes conhecidos de convulsões dolorosas. A hidratação adequada em todos os momentos e o uso de fluidos intravenosos quando indicado são, portanto, de importância crucial na prevenção do desequilíbrio hídrico.

6. aminoácidos e ácidos gordos

Ensaios experimentais em ratos transgénicos Berkeley alimentados com uma dieta rica em proteínas revelaram uma melhoria da taxa de ganho de peso e uma redução dos níveis de proteínas inflamatórias na circulação, em comparação com ratos alimentados com uma dieta normal. Ensaios clínicos com 3 aminoácidos (arginina, glutamina e citrino) mostraram efeitos clínicos benéficos com a arginina e o glutamato.

7. micronutrientes :

Ferro

Atualmente, estão a ser dados alguns conselhos alimentares errados devido a concepções erradas sobre a sobrecarga de ferro neste estado. Em Angola, alguns profissionais e prestadores de cuidados alternativos desencorajam o consumo de feijão e de outras leguminosas, partindo do princípio de que são ricos em ferro. Isto é particularmente prejudicial para as crianças de famílias pobres, onde as leguminosas substituem em grande parte as proteínas animais ausentes da sua dieta. Foi demonstrado que a ferritina em doentes não transfundidos é normal ou ligeiramente elevada e pode ser baixa em famílias pobres, reflectindo um consumo insuficiente das fontes de ferro disponíveis.

Zinco

Num estudo de 1998, 104 crianças tinham concentrações de zinco no plasma que eram frequentemente muito baixas; e os níveis baixos estavam correlacionados com um fraco crescimento linear, ósseo e muscular e com um atraso na maturação sexual. No entanto, a suplementação com zinco não é uma opção (de acordo com o conselho nutricional do NIH de 2010).

Magnésio e cálcio

Os níveis plasmáticos de magnésio podem ser normais em doentes com DA, mas níveis baixos (com um rácio Ca/Mg aumentado) estão correlacionados com um aumento da deformação celular. O magnésio intravenoso foi avaliado para o tratamento de convulsões associadas à falcização na hidroxiureia.

8. outros minerais

O significado clínico dos níveis elevados de cobre no plasma na DA não é claro. Os níveis elevados de cobre no plasma estão associados a uma diminuição concomitante do zinco. Níveis baixos de selénio e de peróxidos de glutatião podem ser prejudiciais ao reduzir o potencial antioxidante celular.

9. vitaminas :

Vitaminas folato e b12

A suplementação diária com ácido fólico continua a ser a regra nas clínicas africanas. Isto deve-se ao facto de o aumento da hemólise esgotar o ácido fólico (vitamina B12) e de ocorrer anemia megaloblástica secundária. No entanto, estudos de ensaio em crianças afectadas mostraram níveis mais baixos de ácido fólico e vitamina B12 em, respetivamente, 15% e 3% dos casos, mesmo naqueles com dietas normais ou suplementadas.

10. Outras vitaminas

A deficiência de vitamina A está generalizada nos doentes com DA e parece ter repercussões clínicas que levam a um maior número de internamentos hospitalares. Contudo, a toma de suplementos de vitamina A não aumenta os níveis plasmáticos de vitamina A. Apesar da conhecida ação benéfica das vitaminas C e E no potencial antioxidante celular, não foi encontrada qualquer indicação clínica para estas duas vitaminas no tratamento de doentes com DA. Alguns estudos correlacionam os baixos níveis de vitamina D presentes no plasma desses pacientes com o baixo conteúdo mineral ósseo encontrado em adultos. No entanto, este achado ainda não foi confirmado em crianças de países tropicais, que têm maior exposição à luz solar. Os baixos níveis de piridoxina (vitamina B6) encontrados em muitos doentes reflectem um estado nutricional deficiente e podem aumentar a hemólise.

CAPÍTULO XIII

AS SÍNDROMES FALCIFORMES E O RISCO DE INFECÇÃO

As crianças com doença falciforme são ameaçadas, em primeiro lugar, pelo risco de infeção, que é uma das principais causas de morte antes dos 5 anos de idade. A asplenia funcional instala-se durante os primeiros meses de vida e expõe a criança à doença pneumocócica, bem como a infecções por *Haemophilus*, salmonela e meningococos, *Neisseria meningitidis* e outros germes como *Staphylococcus aureus* e *Escherichia coli*. Em suma, trata-se de infecções com germes encapsulados. **É de facto a infeção grave por *Streptococcus pneumoniae* que é temida nas crianças pequenas, uma das principais causas de morte nesta idade.**

Antes da vacinação, a infeção por ***Haemophilus influenzae*** tipo B era comum nas crianças, em particular nas que tinham doença falciforme. Quando as crianças são vacinadas por rotina, o risco de infeção é reduzido de forma notável.

Outro germe encapsulado, ***a Neisseria meningitidis*** ou **meningococo**, é classicamente responsável por um risco infecioso acrescido em doentes hipo ou asplénicos. A vacinação contra infecções meningocócicas invasivas é recomendada para crianças com asplenia anatómica ou funcional. Deve visar os serotipos endémicos em cada país.

A invasão por **salmonelas**, particularmente **salmonelas não tifóides**, pode ser explicada pela oclusão capilar secundária à doença falciforme, levando ao enfarte do trato digestivo. As anomalias da resposta imunitária acentuam a propagação destas bactérias. Por fim, a colonização da medula óssea é favorecida pela isquémia secundária à doença falciforme.

A asplenia funcional, associada ao enfarte esplénico, reduz consideravelmente a capacidade do sistema imunitário para combater as bactérias circulantes e determinados parasitas. Para além disso, foram sugeridas anomalias no complemento, nas imunoglobulinas, na função leucocitária e na imunidade mediada por células.

Os danos nos tecidos e a necrose óssea são também provavelmente factores que aumentam o risco de colonização bacteriana.

A vacinação é uma medida preventiva altamente eficaz contra a infeção na doença falciforme.

1. Recomendações de vacinação

As crianças com doença falciforme, tal como as outras crianças, devem receber a proteção prevista no calendário de vacinação contra a difteria, o tétano, a poliomielite, a tosse convulsa, as infecções por *Haemophilus influenzae* tipo B, a papeira, o sarampo, a tuberculose e a hepatite B.

Tendo em conta os riscos infecciosos específicos enfrentados pelas crianças com doença falciforme, são recomendadas as seguintes vacinas:

* antipneumocócica,
* antimeningocócica,
* contra a febre tifoide a partir dos 2 anos de idade nos países endémicos,
* vacina contra a gripe.

1.1. Vacinas pneumocócicas

A vacinação primária com uma vacina conjugada 13-valente (PCV) (Prevenar13®) não deve ser atrasada e deve começar aos 2 meses (8 semanas), com 3 injecções com um mês de intervalo e um reforço aos 11 meses.

• A vacinação com a vacina polissacárida 23-valente (VVP23) deve ser administrada aos 24 meses para alargar o espetro de proteção.

• As crianças com idades compreendidas entre os 2 e os 5 anos não vacinadas anteriormente com a PCV13 devem receber 2 doses de PCV13 com um intervalo de 8 semanas e uma PCV23 2 meses mais tarde.

• Após os 5 anos de idade e nos adultos, é suficiente uma dose única de VPC 13 antes da VVP23.

É possível efetuar um único reforço aos 5 anos de idade, desconhecendo-se a eficácia de vacinações repetidas.

A vacina não conjugada não tem qualquer efeito no transporte nasofaríngeo e não tem efeito de reforço. A vacina conjugada e a VVP23 estão adaptadas às estirpes mais virulentas de *S. pneumoniae* que circulam no norte e às estirpes mais resistentes, não tendo, evidentemente, eliminado os outros serótipos. A vacinação deve, por conseguinte, ser acompanhada de uma **profilaxia antibiótica** com penicilina oral.

1.2. Vacina meningocócica conjugada

Até ao início da década de 2010, havia surtos anuais de infecções meningocócicas A, com grandes epidemias a cada 3 a 5 anos durante a estação seca (fevereiro-maio) na cintura africana de meningite que se estende do Senegal à Etiópia. Na sequência de campanhas de vacinação em massa com uma vacina conjugada contra o meningococo A (MenAfrivac©) até ao início da década de 2010 e, mais recentemente, da introdução desta vacina no programa de vacinação infantil de rotina em vários países, registou-se uma grande mudança na epidemiologia da doença meningocócica na cintura de meningite: Houve **um declínio espetacular do meningococo A** (embora não tenha desaparecido completamente), e **surtos súbitos de meningococo C** em

2015 no Níger e na Nigéria, **meningococo W** no norte do Gana em 2016 e, em 2018, uma elevada prevalência de **meningococo X**.

Estas novas estirpes pertencem a clones hiper-invasivos com uma grande capacidade de recorrência e propagação. Apenas as vacinas conjugadas actuam sobre o transporte faríngeo do meningococo, tendo em conta que 25% dos adolescentes podem ser portadores durante as epidemias. Esta situação significa que é agora **necessária uma vacina conjugada ACYW quadrivalente na África Subsariana**. Existem duas vacinas disponíveis: uma vacina quadrivalente MenAfriVac, que está atualmente a ser estudada, e uma vacina pentavalente que inclui a valência X, que é aguardada com grande expetativa.

1.3.Vacina conjugada ACYW (toxoide tetânico - Nimenrix©)

Está indicada **a partir das 6 semanas de idade**, nomeadamente em caso de asplenia anatómica ou funcional, com 2 doses com 8 semanas de intervalo, um reforço com um ano e depois, nesta situação, de 5 em 5 anos. A segunda vacina conjugada (CRM 197 - Menveo©) não é atualmente autorizada antes dos 2 anos de idade. **O meningococo B** causa infecções esporádicas ou endémicas e é particularmente prevalente no hemisfério norte. Representou 42,1% dos 534 casos de serotipos em França em 2017, com um aumento do número de casos meningocócicos B.

Os serotipos Y e W, o serotipo C não desapareceu, especialmente em menores de 1 ano de idade. Não existem dados epidemiológicos sobre o meningococo B   em África   .

Existe uma vacina protetora (Bexsero©) com um possível esquema de 2 doses seguido de um reforço a partir dos 3 meses de idade. Após os 2 anos de idade, a necessidade de um reforço não foi estabelecida e a duração dos anticorpos está atualmente a ser avaliada, bem como a sua eficácia na redução do transporte. Esta vacina continua a ser muito cara. É aconselhável tomar paracetamol após a vacinação. Um **grande obstáculo** a estas vacinas é o seu **custo** fora das campanhas de vacinação locais e, por vezes, a sua escassez. O risco de anemia falciforme e de infecções meningocócicas é sempre invocado devido ao início precoce da asplenia funcional e à natureza do germe encapsulado, mas não existem estudos nem dados epidemiológicos neste domínio.

1.4.Outras vacinas :

> A vacina **contra a febre tifoide** é recomendada pelos nossos colegas africanos.

> A vacina **contra a hepatite B** é particularmente indicada para os doentes com células falciformes, que estão em risco devido às transfusões.

> A **vacina** anual **contra a gripe** pode ser recomendada de acordo com as recomendações de cada país.

A imunização contra a **febre-amarela** está indicada mesmo em doentes que estejam a receber hidroxicarbamida.

2. Profilaxia anti-infecciosa

2.1. Infecções pneumocócicas

Com base na evidência existente na literatura, **a profilaxia pneumocócica com penicilina V oral** é recomendada sempre que possível em crianças com ES:

* desde a idade de 2 meses até, pelo menos, 5 anos;
* numa dose de 100 000 Ul/kg/dia até aos 10 kg e de 50 000 Ul/kg/dia dos 10 aos 40 kg;
* em dois takes.

Não superior a 1M x 2

A extencilina não demonstrou ser eficaz nesta indicação.

Esta recomendação também se aplica a crianças com doença falciforme SC e talassemia Se+, apesar da falta de provas na literatura.

A meta-análise acima mencionada da *Colaboração Cochrane* [2] confirmou a eficácia da profilaxia antibiótica.

Todos os estudos demonstraram uma redução da incidência de infecções em crianças com SS ou Seo talassemia que receberam profilaxia antibiótica com penicilina.

Os efeitos secundários foram raros e pouco significativos: apenas foram comunicados alguns casos de náuseas e vómitos.

O aparecimento de pneumococos resistentes não foi analisado em nenhum dos ensaios.

Os serotipos pneumocócicos não incluídos na PCV 13 são ainda muito mais comuns em crianças com doença falciforme.

A idade em que os antibióticos devem ser descontinuados ainda não foi definida. A maioria das equipas recomenda a continuação da terapêutica antibiótica para além dos 5 anos. O risco de infeção pneumocócica diminui à medida que o doente encontra estirpes pneumocócicas e desenvolve anticorpos, mas nunca desaparece completamente, pelo que os doentes devem manter-se plenamente conscientes deste risco.

A profilaxia antibiótica pode **ser interrompida** e **substituída por um antibiótico bactericida contra o pneumococo** em caso de febre superior a 38,5°C, enquanto se aguarda uma consulta médica urgente.

A regularidade do tratamento deve ser avaliada durante as consultas, uma vez que a falta de cumprimento da profilaxia pode levar ao insucesso.

2.2. Profilaxia da malária

Um elemento sobre a doença falciforme e a malária

Sobre este assunto, são evocadas muitas teorias sobre a proteção da doença falciforme. Um dos grandes mistérios da medicina acaba de ser resolvido. Investigadores do Instituto Gulbenkian de Ciência, em Portugal, elucidaram o mecanismo molecular que explica como a doença falciforme confere uma vantagem de sobrevivência em áreas endémicas de malária. Embora se saiba há muito tempo que os portadores heterozigóticos estão de facto altamente protegidos contra a malária, e que esta é a razão da elevada prevalência da mutação em áreas geográficas de alto risco, os mistérios da associação permaneciam por resolver.

A hipótese avançada até agora era que a doença falciforme alterava a forma como o Plasmodium infecta os glóbulos vermelhos, reduzindo assim a carga parasitária. A equipa de Miguel Soares demonstrou que não é esse o caso. A proteção conferida pela doença falciforme não envolve uma interação direta com a capacidade do parasita infetar os glóbulos vermelhos do hospedeiro, mas sim um fenómeno de tolerância ao Plasmodium *através* do sistema Nrf2/HO-1.

A heme oxigenase 1 (HO-1) é uma enzima que se encontra altamente expressa na hemoglobinopatia *através de* um mecanismo que envolve o fator de transcrição Nrf2. O monóxido de carbono produzido pela HO-1 estabiliza a hemoglobina e impede a libertação de hemo livre no sangue circulante, cujos efeitos citotóxicos contribuem para a patogenicidade da malária. Como sublinham os investigadores portugueses, a modulação do sistema Nrf2 e da HO-1 representa uma nova via de investigação terapêutica da malária.

Para além das medidas de barreira, pode ser indicado um tratamento profilático, em função das escolhas feitas pelas instituições de cada país.

2.3. Outra profilaxia antibiótica

Em França, uma profilaxia antibiótica idêntica à utilizada para **prevenir a endocardite infecciosa** é recomendada para os adultos com doença falciforme em caso de intervenções dentárias especiais, como a extração de dentes e o tratamento de canal.

Estas recomendações podem ser aplicadas a crianças com doença falciforme grave.

3. Tratamento em caso de febre

A tolerância deve ser avaliada através de uma avaliação sistemática das perturbações da consciência, das anomalias hemodinâmicas, do estado respiratório, em particular da SaO2, e dos sinais de anemia e desidratação.

O exame clínico procura infecções otorrinolaringológicas, pulmonares, urinárias ou osteoarticulares.

A malária adquirida deve ser sempre notificada e tratada, mesmo que haja outro surto.

O tratamento tem em conta a idade do doente, os seus antecedentes pessoais, o seu estado vacinal e as suas condições socioeconómicas, nomeadamente a qualidade do acompanhamento por parte da família e dos amigos e o acesso aos cuidados e aos medicamentos.

É administrado um tratamento sintomático da febre com paracetamol e uma hidratação preventiva.

A discutir caso a caso:

3.1.Exames complementares: hemograma, hemoculturas, testes de malária, testes citobacteriológicos na urina (ECBU), radiografia do tórax, punção lombar.

3.2.Indicação de hospitalização.

3.3.Tratamento com antibióticos

3.4.Decidir sobre a terapêutica com antibióticos

As recomendações que se seguem são as que constam do PNDS 2010 [7] (atualmente em atualização).

Em caso de suspeita de infeção, recomenda-se o início de um tratamento antibiótico empírico, sem esperar pelos resultados das culturas bacteriológicas.

3.5.A terapia antibiótica probabilística deve ser:

* bactericida e adaptado ao local infecioso suspeito ou identificado (escolher um antibiótico com passagem meníngea eficaz à mais pequena suspeita de meningite ou na ausência de um local infecioso identificado);

* o elevado risco de infeção pneumocócica fulminante em crianças com doença falciforme;

* é igualmente eficaz contra *Haemophilus influenzae* tipo B e salmonelas.

3.6.Os doentes têm de ser internados no hospital para tratamento parentérico de emergência com cefotaxima ou ceftriaxona.

* para todas as crianças com menos de 3 anos com febre superior a 38,5°C;

* para qualquer criança, independentemente da idade, que apresente uma alteração do estado geral e/ou da consciência e/ou febre superior a 39,5°C: neste caso, recomenda-se a administração de cefotaxima ou ceftriaxona antes da realização de testes adicionais, se houver o risco de atrasar o tratamento;

* para qualquer criança de qualquer idade com uma temperatura inferior a 39,5°C e sem alterações do estado geral, mas com antecedentes de sépsis e/ou uma das seguintes anomalias:

o radiografia do tórax ou saturação arterial de oxigénio anormal, o hiperleucocitose > 30.000/gl ou leucopenia < 5.000/gl,

o trombocitopenia < 150 000/gl,

o anemia com um nível de hemoglobina plasmática < 6 g/dl,

o estado alterado de consciência.

3.7. É possível um tratamento antibiótico em ambulatório

• para pacientes com mais de 3 anos de idade com febre inferior a 39,5°C, sem alteração do estado geral e sem intolerância digestiva;

• sem história de sépsis e sem radiografia torácica ou saturação arterial de oxigénio anormais;

• com níveis de polimorfócitos, hemoglobina e plaquetas próximos dos níveis habituais.

3.8. Podem ser tratados e monitorizados em regime ambulatório, desde que :

• foi identificado um foco infecioso;

• que os pais sejam instruídos e fiáveis, cumpram bem a profilaxia antibiótica com penicilina V e tenham fácil acesso aos serviços de emergência;

• que o estado da criança possa ser reavaliado nas próximas 24 horas;

• do que o antibiótico prescrito:

• é bactericida e ativa contra os pneumococos com sensibilidade reduzida à penicilina, sendo bem absorvida por via oral (a amoxicilina ou a associação de amoxicilina e ácido clavulânico pode, por conseguinte, ser recomendada),

• é adequado para o foco infecioso identificado e para a idade da criança,

• foi bem tolerado aquando da primeira toma no hospital.

Estudos mais recentes efectuados na Europa e na América do Norte demonstraram que

• A diminuição significativa da taxa de bacteriémia nas crianças com anemia falciforme febril avaliadas nos serviços de urgência e a redução da proporção de pneumococos nas bacteriémias autenticadas.

• Uma maior proporção de infecções virais comprovadas ou suspeitas.

• Uma baixa taxa de coerência do tratamento com as recomendações actuais no país.

Isto levou várias equipas a colocar questões:

• Indicação sistemática para a hospitalização de menores de 3 anos.

• Oferecendo observação durante algumas horas e um acompanhamento ambulatório próximo.

• A possibilidade de uma terapia antibiótica oral.

• É agora aconselhável efetuar os testes adicionais recomendados.

Recorde-se o risco persistente de infeção pneumocócica, particularmente na sequência de vírus respiratórios e otorrinolaringológicos, e, embora a taxa de bacteriemia seja atualmente baixa, existem novos desafios colocados pela emergência de estirpes resistentes à penicilina e pela prevalência crescente de serótipos não vacinais *de S. pneumoniae.*

4. Tratamento da infeção em crianças com doença falciforme

As infecções bacterianas são frequentes e muitas vezes graves na doença falciforme; são responsáveis pela maioria das mortes antes dos 5 anos de idade; a sua rápida progressão, especialmente no caso das infecções pneumocócicas, torna-as uma EMERGÊNCIA VITAL.

Isto significa que os enfermeiros devem reagir rapidamente a qualquer suspeita de infeção.

4.1.Princípios gerais

Na grande maioria dos casos, quando há suspeita de infeção, o tratamento com antibióticos é iniciado empiricamente, sem esperar pelos resultados das amostras.

Dependendo do quadro clínico, é necessário decidir quais os germes envolvidos (*Tableaul*).

A terapia antibiótica probabilística deve ser :

• bactericida e adaptado ao local de infeção suspeito ou identificado: se houver suspeita de meningite, deve ser escolhido um antibiótico que atravesse a barreira meníngea;

• ativa contra o Pneumococcus, mesmo que a criança tenha sido corretamente vacinada e que os pais atestem que o tratamento com Oracillin foi corretamente administrado;

• é igualmente eficaz contra *o Haemophilus b* e a salmonela.

Quadro 1: principais germes a considerar em função do quadro clínico

	Principal	**Outros**
Febre isolada	Pneumococo *Haemophilus influenzae b*	Salmonella Bacilos de Gram - origem digestiva
Meningite	Pneumococo *Haemophilus influenzae b*	Meningococo
Síndrome do tórax	Pneumococo *Mycoplasma pneumoniae Chlamydia pneumoniae*	Vírus (RSV) Legionella
Osteomielite	Salmonella Staphylococcus aureus Pneumococcus	
Infeção do trato urinário	Colibacillus Bacilos Gram - de origem digestiva	

As situações são muito diferentes consoante a mesa:

- Febre isolada,
- Síndrome do tórax,
- Dores febris nos ossos e nas articulações,
- Síndrome de Meninge.

4.2. Febre isolada

Qualquer febre >38,5 numa criança com anemia falciforme requer uma visita ao serviço de urgência e a realização de um hemograma, de uma radiografia do tórax e de uma análise da urina: está indicada uma punção lombar se houver uma deterioração do estado geral e a menor dúvida sobre uma síndrome meníngea. Idealmente, o tratamento antibiótico de emergência deve ser parentérico: a cefotaxima e a ceftriaxona são perfeitamente adequadas à situação, uma vez que são eficazes contra os principais germes e atravessam facilmente a barreira meníngea.

Este tratamento de urgência é indispensável para :
- Todas as crianças com menos de 3 anos com febre >38,5,
- Todas as crianças com febre >39,5 ou com perturbação do estado geral e/ou da consciência,
- Qualquer criança com história de sépsis e/ou radiografia de tórax anormal, hiperleucocitose >30.000 ou leucopenia <5.000, ou anemia com Hg<6gr/dl.

Para as outras crianças febris, o tratamento oral é suficiente, desde que os pais sejam instruídos e fiáveis e que seja possível efetuar uma reavaliação clínica no prazo de 24 horas. A amoxicilina ou, melhor ainda, a amoxicilina-ácido clavulânico durante 5 a 6 dias dá bons resultados.

4.3. Síndrome torácica aguda

Trata-se de uma complicação aguda e grave, que associa dor torácica, febre, polipneia e ansiedade: ocorre em todas as idades. As causas são múltiplas e estão interligadas: crise vaso-oclusiva + embolia gorda de um enfarte ósseo + infeção pulmonar +/- cirurgia: a combinação leva a uma **hipoventilação** que agrava a falcização.

O tratamento inclui :
- Tratamento antibiótico: Cefotaxima ou Ceftriaxona IV + macrólidos (eritromicina).
- Transfusão: 2 a 3 ml/kg/hora.
- Analgésicos.
- Oxigenoterapia nasal.
- Hidratação, limitando os volumes a 1,5 a 2 litros/m2/24 horas.
- Se houver sibilância na auscultação, indicativa de broncoespasmo

(história de asma?), em 1/4 dos casos, devem ser adicionados broncodilatadores (tipo Ventolin).

4.4.Infecções dos ossos e das articulações

As manifestações osteoarticulares são frequentes na doença falciforme e devem-se a 3 mecanismos:

- **Hiperplasia medular**: em todas as anemias hemolíticas crónicas, há uma proliferação de células estaminais dos glóbulos vermelhos na medula óssea: esta proliferação provoca deformações ósseas e dores.
- **Crises vaso-oclusivas**: o pequeno calibre dos vasos ósseos explica a frequência das suas oclusões: síndrome mão-pé nos bebés, enfartes diafisários nas crianças mais velhas e osteonecrose da cabeça do fémur nos adultos.
- **Infeção hematogénica** (osteomielite e artrite).

As bactérias são comuns na doença falciforme: é compreensível que as bactérias fiquem frequentemente "presas" nos vasos ósseos, que por vezes estão obstruídos.

A prevalência da osteomielite é variável (até 61% dos doentes!) e as salmonelas são frequentemente responsáveis, razão pela qual é recomendada uma antibioterapia probabilística.

A grande dificuldade diagnóstica entre uma simples crise vaso-oclusiva e uma infeção reside no facto de ambas serem dolorosas e febris, de a hiperleucocitose ser comum em ambos os casos e de a radiografia ser inicialmente não contributiva! O ideal é poder efetuar hemoculturas, ou mesmo uma punção óssea, com a mais rigorosa assepsia.

Na prática, o tratamento inicial com hidratação e analgésicos, associado a uma vigilância clínica, permite ver o que está a acontecer e iniciar um tratamento antibiótico se a febre aumentar e os sinais locais se alterarem. emeO tratamento antibiótico, na ausência de um germe identificado, combina uma cefalosporina de 3 geração com gentamicina.

4.5.Artrite séptica :

Pode ser secundária a uma bacteriémia ou devida a um local ósseo adjacente: neste caso, o diagnóstico clínico é mais fácil: dor intensa, inchaço da articulação, calor local associado à quase impossibilidade de mover a articulação. A punção articular é recomendada em contextos cirúrgicos. O tratamento consiste numa antibioticoterapia idêntica à da osteomielite, associada a uma drenagem cirúrgica da articulação para evitar sequelas (rigidez articular).

4.6.Síndrome meníngeo febril

A meningite pneumocócica ocorre principalmente em crianças com menos de

5 anos de idade: é uma doença frequente e muitas vezes fatal, que requer profilaxia antibiótica durante os primeiros meses, seguida de vacinação.

A punção lombar deve, portanto, ser efectuada com urgência em qualquer criança febril que se queixe de cefalalgia + ou - problemas de comportamento?

O Haemophilus b é possível (a vacinação proporciona 100% de proteção e é altamente recomendada), e o Meningococcus A e W135 são mais comuns em epidemias do que em crianças saudáveis.

[eme]Sem esperar pelos resultados laboratoriais, deve ser administrada uma cefalosporina IV de 3 geração.

Quadro 2: principais antibióticos / dosagem, vias de administração

MEDICAMENTS	DOSES		POSOLOGIES	INDICATIONS
Amoxicilline	50à 100mgr/kg	3 prises/jour	PO, IV	Infection pulmonaire ORL
Ceftriaxone	50 à 100mg/kg	1 par jour	IV, IM	Infection sévère
Cefotaxime	75 à 200mg/kg	3 par jour	IV	Infection sévère
Gentamycine	3 à 7 mg/kg	2 par jour	IV, IM	Ostéite Infection urinaire

MEDICAMENTS	DOSES		POSOLOGIES	INDICATIONS
Erythromycine	30 à 50 mg/kg	2 par jour	PO	Inf. pulmonaire (en association)
Amoxicilline Acide clavulanique	45 mg/kg	2 par jour	PO	Inf. Pulmonaires, Urinaires

NB: A amoxicilina/ácido clavulânico não atravessa a barreira meníngea. não deve ser utilizado se houver suspeita de meningite.

5. doença falciforme e infeção por salmonelas

O risco de infeção por salmonelas é 25 vezes maior nos doentes com anemia falciforme do que nos indivíduos saudáveis, devido às microoclusões vasculares digestivas que favorecem as translocações digestivas. Em 77% dos casos, as lesões osteoarticulares estão associadas a uma bacteriémia por salmonela, pelo que é muito importante saber gerir a infeção por salmonela e conhecer os antibióticos aos quais é sensível, embora tenha sido observada resistência com as cefalosporinas. No entanto, as quinolonas demonstraram ser eficazes contra as infecções por Salmonella.

Os doentes com células falciformes desenvolvem frequentemente salmonelas invasivas, sendo as infecções ósseas, articulares e cutâneas as mais comuns. A salmonelose compreende 2 tipos de infeção, as febres tifoide e paratifoide e a salmonelose não tifoide. Estas últimas são responsáveis por infecções esporádicas ou epidémicas, na maioria das vezes em resultado de contaminação alimentar ou de transporte assintomático. Provocam gastroenterite. As formas invasivas são favorecidas pela imunodepressão, particularmente na doença falciforme. A oclusão capilar, a imunidade reduzida e os factores genéticos e imunogenéticos favorecem a colonização e a proliferação de salmonelas na doença falciforme [2], [3]. A salmonelose não típica pode, por conseguinte, ser responsável por infecções graves nestes doentes, com localizações osteoarticulares em particular. Para além disso, a crescente resistência aos antibióticos de certas salmonelas piora o prognóstico.

Referências para o tratamento

1. Ataga KI, Kutlar A, Kanter J, et al: Crizanlizumab para a prevenção de crises de dor na doença falciforme. N Engl J Med 376(5):429-439, 2017. doi: 10.1056/NEJMoa1611770

2. Niihara Y, Miller ST, Kanter J, et al: Um ensaio de fase 3 de l-glutamina na doença falciforme. N Engl J Med 379(3):226-235, 2018. doi: 10.1056/NEJMoa1715971

3. Vichinsky E, Hoppe CC, Ataga KI, et al: Um ensaio randomizado de fase 3 de voxelotor na doença falciforme. N Engl J Med 381(6):509-519, 2019. doi: 10.1056/NEJMoa1903212

4. "Doses mais altas de morfina justificadas para pacientes com células falciformes [arquivo]", em *[1] [arquivo]*, 12 de maio de 2011 (acessado em 27 de dezembro de 2017).

5. (en-US) Equipa editorial 3 min read, "Bone Marrow Transplants for Sickle Cell Disease [archive]", em *Sickle-Cell.com* (consultado em 4 de maio de 2024)

6. Solenne Le Hen, "C'est un tournant de la medecine" : un traitement en une suale injection permet d'esperer la guerison des malades atteints de drepanocytose", *France Info*, 19 de junho de 2024.

7. Jean-Benoit Arlet, "Epidemiology of sickle cell disease in France and worldwide", *La Revue du Praticien*, vol. 73, maio de 2023, pp. 500-504.

8. "Rastreio das células falciformes e da talassemia: relatório de dados 2019-2020 [arquivo]", em *GOV. UK* (consultado em 2 de maio de 2024)

9. "La drepanocytose, une maladie en passe de devenir un enjeu de sante publique en France [archive]", em *France 24*, 12 de junho de 2023 (consultado em 19 de junho de 2023).

10. H. Lehmann e Marie Cutbush, "Sickle-cell Trait in Southern India", *Br Med J*, vol. 1, n.º 4755, 23 de fevereiro de 1952, pp. 404-405 (ISSN 0007-1447 e 14685833, PMID 14896162, PMCID PMC2022731, DOI 10.1136/bmj.1.4755.404, acedido em 2 de maio de 2024).

11. Igala M, Ondo GDH, Lentombo LEL, Rerambiah LK, Lacombe DS, Ba JI et al. Perfil sócio-demográfico e económico de doentes adultos com doença falciforme seguidos regularmente no Centro Hospitalar Universitário de Libreville. Jornal Médico Pan-Africano 2022;41(294):286-86.

12. Zama D. Prevalência da hemoglobina S testada pelo teste Sickle Scan. Memoire de master. Faculdade de Ciências da Saúde, Universidade de Bangui 2023:147p.

13. Packo DSS, Nguilelo L, Koamni-Ali D, Madopeo N, Amakade A, Packo N, Manirakiza A, Kobangue L. Práticas de transfusão de sangue entre

pacientes com células falciformes no Centre de Recherche et de Traitement de la Drepanocytose de Bangui. Annal Univ Bangui 2022;8(2):28-33

14. J.-W. Diallo, N. Leveziel. Complicações da retina na doença falciforme. https://www.em-consulte.com/article/1285497/complications-retiniennes-de-la-drepanocytose

15. Mashako MR et al. Epidemiological and clinical profile of sickle cell disease at north-Kivu provincial hospital. Perfil epidemiológico e clínico da doença falciforme no hospital provincial do norte do Kivu. Rev. Malg. Ped. 2019;2(2):62- 69.

16. Doença Falciforme: Generalidades, Desafios e Perspectivas Futuras Kimboko Mpesi Jeanine, Ngindu Azangi Melanie. Ann. Afr. Med. vol. 11, No. 1, Dez. 2017.

17. Epoh MH, Nzokou MW, Nomo NC, Touna M, Njoh LC, Njock NPJ, Nyouma ME, Ellong A. Retinopatia Drepa nociva no Hospital Geral de Douala: Aspectos Epidemiológicos e Clínicos. Health Sci. Dis: Vol 19 (4) Suppl 1 novembro de 2018.

18. Myint KT, Sahoo S, Thein AW, Moe S, Ni H. Tratamento a laser da retinopatia falciforme. https://www.cochrane.org/fr/CD010790/CF_traitement-au-laser-de-la-retinopatia falciforme

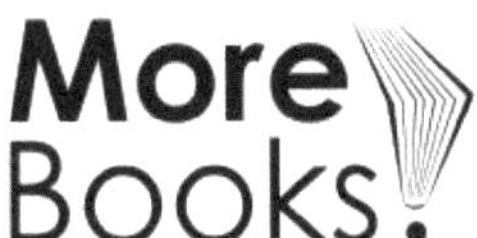

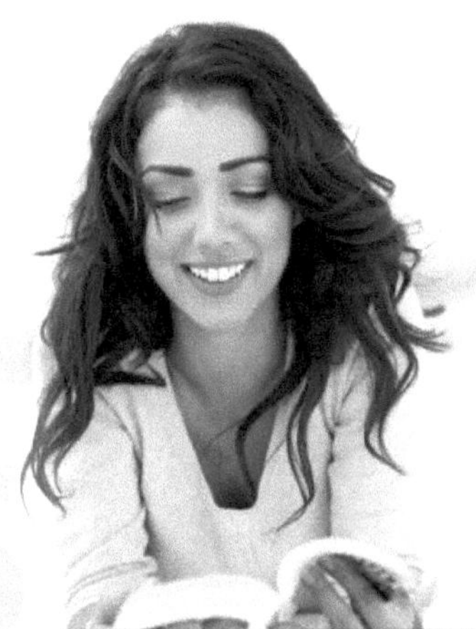

I want morebooks!

Buy your books fast and straightforward online - at one of world's fastest growing online book stores! Environmentally sound due to Print-on-Demand technologies.

Buy your books online at
www.morebooks.shop

Compre os seus livros mais rápido e diretamente na internet, em uma das livrarias on-line com o maior crescimento no mundo! Produção que protege o meio ambiente através das tecnologias de impressão sob demanda.

Compre os seus livros on-line em
www.morebooks.shop

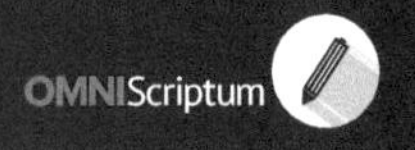

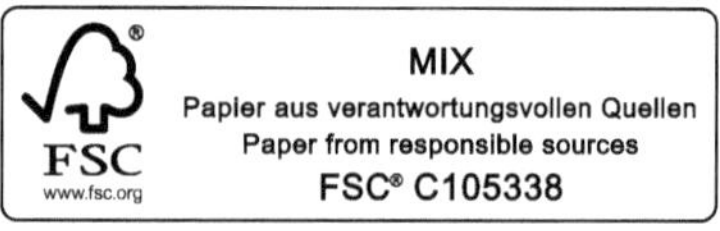

Printed by Books on Demand GmbH, Norderstedt / Germany